Ana Maria Lajusticia Bergasa – L'ARTHROSE et sa SOLUTION !

ANA MARIA LAJUSTICIA BERGASA

L'ARTHROSE et sa SOLUTION !

L'ARTHROSE N'EST
PAS UNE MALADIE

ÉDITIONS ENNSTHALER, STEYR – AUTRICHE

Le contenu, les propositions et les méthodes thérapeutiques présentés dans ce livre ne remplacent pas un traitement médical traditionnel ou tout autre thérapeutique. Chaque application des conseils qui y sont donnés doit rester au bon vouloir de chaque lecteur.

Les auteurs, l'éditeur, le distributeur et le libraire, ainsi que toute personne en relation avec ce livre, déclinent toute responsabilité en cas d'éventuelles suites qui résulteraient directement ou indirectement des informations livrées dans cet ouvrage.

Traduit de l'espagnol par Fernand Gasquet

www.ennsthaler.at
ISBN 978-3-85068-358-6
12e édition 2024

Ana Maria Lajusticia Bergasa · L'arthrose et sa solution !

Ennsthaler Gesellschaft m.b.H. & Co KG, A-4400 Steyr, Autriche
Composition : www.diebesorger.at
Imprimeur et relieur : Print Group, Szczecin

Table des matières

Au lecteur

Ceux qui m'ont suivie, à travers mes livres antérieurs, verront que beaucoup de choses que j'explique dans celui-ci étaient déjà dites, quelques unes explicitement, d'autres suggérées.

Mais tous les jours, je reçois de la correspondance et quatre-vingt-quinze pour cent des questions que l'on me pose se rapportent à l'arthrose. Répondre d'une manière complète aux lettres que je reçois m'est impossible, c'est pourquoi, j'ai décidé d'expliquer ici ce qu'est l'arthrose et ce que je sais sur ce problème.

Introduction

Je suis une personne qui durant de nombreuses années a souffert de maux de tête, de douleurs aux bras, aux coudes, de lumbagos et de sciatiques. Avec la marche du temps, j'ai eu, aussi, des problèmes aux hanches, aux genoux et à la plante des pieds.

Le diagnostic que l'on me faisait était toujours : spondylarthrose généralisée et ostéoporose (décalcification). Lorsque j'étais au plus mal on me dit qu'on allait essayer de m'opérer et de rétablir la région lombaire par une greffe d'os de ma jambe, pour voir si, ainsi, disparaissaient les étourdissements et les vertiges que me produisait l'usure de mes vertèbres cervicales. Trois médecins différents me proposèrent cela. Je ne pourrais pas dire exactement pourquoi les raisonnements de ceux qui voulaient m'amener à la table d'opération ne me parurent pas convaincants. Et je résolus de continuer à souffrir tant que je pourrais supporter les douleurs.

Mais, il arriva un moment où les vertiges étaient si fréquents, la sensation de malaise et d'équilibre instable si persistante, que j'allai trouver un autre médecin, décidée à me remettre entre ses mains et qu'il m'opère. Celui-là, un chirurgien très renommé de Barcelone, me dit : « Madame, vous avez quarante-trois ans, mais votre squelette en a quatre-vingt-six et je ne peux pas stabiliser la région lombaire. La greffe ne va pas prendre parce que vos os n'ont pas de vitalité. La seule chose que je ferais serait d'ajouter des difficultés nouvelles à celles dont vous souffrez. »

Il me recommanda de changer mon corset par un autre plus fort, de faire de la gymnastique pour corriger mon excessive lordose (cambrure exagérée), des tractions pour la région cervicale et puis… des pastilles de corticoïdes, des injections, des analgésiques et des sédatifs. Je dois reconnaître que les tractions et la gymnastique m'aidèrent à soulager mes douleurs, mais les injections me provoquèrent l'apparition de plaies dans la bouche, les analgésiques un hébétement énorme et les corticoïdes un diabète que je dois essayer de compenser, depuis cette époque, par un régime alimentaire, et parfois, par des infusions hypoglycémiques.

Mais paradoxalement, ce fut à partir de la manifestation de mon diabète que mon arthrose commença à s'améliorer ! A quelque chose malheur est bon !

A cette époque là, je ne savais pas pourquoi, mais aujourd'hui, je le sais exactement. J'avais dû changer mon petit déjeuner de café au lait, pain blanc, beurre et confiture, par un petit déjeuner plus consistant qui se composait d'un œuf, de jambon, de pain complet, de fruits et puis le traditionnel café au lait ou le thé. Je fus dans l'obligation de cesser de manger les quantités de pain blanc que j'avais l'habitude de prendre et de les remplacer par une poignée de fruits secs – amandes, noisettes ou noix – accompagnée d'un peu de pain intégral. C'est dans cette période, aussi, que me prit une grande envie de chocolat très noir, de la maison « Suchard », sucré par du cyclamate (et non du saccharose) et j'en mangeais au goûter, au milieu de la matinée et même à d'autres moments.

Sans le savoir, par le fait du hasard, j'avais introduit dans ma diète, avec le cacao, les amandes, les noisettes et la pain intégral, quelques-uns des aliments les plus riches en magnésium. Et en plus, je commençais à prendre dans mon petit déjeuner, sans l'avoir voulu, des protéines (œuf, jambon) et de la vitamine C avec les fruits. Cette nouvelle façon de me nourrir, aidée par les tractions et la gymnastique, soulagea d'une manière étonnante mes douleurs d'arthrose. A tel point que je pus recommencer une vie semi-normale. Elle excluait un gros travail physique mais elle me permit d'étudier et même de donner des cours d'Historie Naturelle pour le baccalauréat dans un lycée d'Enseignement Secondaire.

Ensuite, des changements se produisirent dans ma vie. Je dus abandonner mon village pour aller vivre à Barcelone. J'en profitai pour orienter mes études vers la Diététique, en premier lieu pour être mieux informée moi-même parce que je me rendais compte, que cette Science – qui est peut être la plus importante de toutes – car de notre alimentation dépend en grande partie notre santé, n'était étudiée dans aucune faculté espagnole et que cette discipline n'était même pas abordée dans les carrières médicales ! Il est curieux, que moi, comme tant d'autres – et parmi eux, celui que nous pourrions appeler « le père de la Diététique » – Sir Lloyd BOYD – ayant étudié la nutrition animale avant de nous consacrer à la nutrition humaine. Pour ma part, j'avais dû étudier avec grande attention la nutrition du bétail à une époque où j'étudiais l'Agriculture.

Je ferai aussi remarquer que, lorsque la Diététique devint ma profession, en plus d'approfondir les traités scientifiques – généralement étrangers – je lisais aussi tout ce que je trouvais se rapportant à ce thème. C'est alors que j'ai pu constater les exagérations, les énormités et les absurdités sur l'alimentation, qui peuvent apparaître en lettres d'imprimerie, écrites par des amateurs sans aucune base scientifique ou par des fanatiques pour qui le régime alimentaire est la conséquence de principes philosophiques !

Par hasard, à cette époque-là, je lus dans un livre écrit par un jésuite que les sels de magnésium guérissaient les furoncles. J'avais alors le visage comme une carte de la lune, pleine des monticules que me faisaient les boutons qui sortaient et des cratères qu'ils me laissaient en se vidant de leur pus. Sans grande conviction, comme dernier recours, je commençai à prendre du chlorure de magnésium. Car depuis l'âge de vingt ans, on m'avait fait tous les traitements imaginables pour essayer de résoudre les problèmes de ma pauvre peau.

Très surprise et avec une grande joie, je pus constater que, peu à peu, mon visage prenait meilleur aspect. Les bosses s'abaissaient et les creux montaient, et, à l'exception d'un creux très grand que j'ai dans une joue, mon orographie faciale s'adoucissait. Comme d'autre part, mon état général s'était amélioré par ce magnésium que je prenais, je continuai ce traitement journalier et je ne l'interrompis pas, même quand je voyageais. Au bout de deux ans, mon arthrose s'était améliorée d'une manière extraordinaire.

Un jour en soulevant un poids, je crus m'être fait une hernie discale à la colonne vertébrale. Deux médecins de la Sécurité Sociale qui examinèrent la radiographie me dirent que la douleur dont je me plaignais provenait d'un muscle. Je m'étais fait une entorse et, selon eux, ma colonne vertébrale était en bon état.

J'en restai stupéfaite, sans pouvoir parler et sans pouvoir leur expliquer que, depuis plus de trente ans, j'avais des problèmes de colonne vertébrale ; depuis mes dix-neuf ans, jusqu'aux cinquante-deux ans que j'avais maintenant. Mais ce qu'ils m'avaient dit répondait bien à mon état de santé. Je n'avais plus de maux de tête ; les hanches me faisaient à peine mal et les genoux, je ne les sentais plus, de même que la plante des pieds. Tous les jours, je me réveillais légère comme cela ne m'était plus arrivé depuis mon enfance.

On me fit d'autres radiographies qui donnèrent raison aux deux médecins de la Sécurité Sociale. Je pus abandonner le corset que j'avais été obligée de porter durant vingt-et-un ans ; depuis mes trente et un ans ou soit, après mon quatrième enfant, jusqu'à cinquante-deux ans !

Et qu'avais-je fait de si extraordinaire ? Tout simplement modifié mon petit déjeuner, introduit dans ma diète les changements antérieurement cités et ajouté l'ingestion de magnésium.

On m'avait toujours dit que « l'arthrose n'avait pas de solution », que « c'est une évolution progressive et irréversible » que « le cartilage ne se reconstitue jamais... »

Le hasard, la vie, venaient de prouver le contraire. Aujourd'hui je peux affirmer que comme n'importe quel autre tissu de notre organisme, le cartilage peut se régénérer, à condition que notre alimentation lui apporte les éléments nutritifs nécessaires à la fabrication du collagène et des autres protéines qui le constituent.

Or, actuellement, nous avons la chance que la Biochimie connaisse parfaitement la fabrication des protides, leur évolution et leurs séquences.

Ce que j'explique dans ce livre, n'est que la divulgation des découvertes récentes de cette science en rapport avec notre métabolisme, et par conséquent avec notre santé.

Qu'est-ce que l'arthrose ?

Dans le titre de ce livre, j'ai évité le mot « guérison » parce que, même si cela étonne quelques personnes, je peux affirmer que l'arthrose n'est pas une maladie. Par conséquent, il ne serait pas correct d'utiliser le mot guérison quand cette affection s'estompe ou disparaît.

Alors, qu'est-ce que l'arthrose ?

Un problème dans la chimie de l'organisme de la personne qui en souffre et que maintenant je vais essayer d'expliquer d'une façon compréhensible pour tous.

Les tissus de notre corps – à la seule exception du système nerveux, dont les cellules ne se reproduisent pas – supportent une usure et un renouvellement continuel, de jour et de nuit.

Le changement des protéines du foie qui est un viscère qui a à sa charge une énorme complexité de transformations chimiques se fait, par exemple, en neuf jours environ ; le renouvellement des protéines et des cellules des muscles et du sang en quelque cent vingt jours. Le squelette, lui, tarde approximativement deux ans à refaire, chez l'adulte, la partie vivante de l'os et les cartilages. Cette possibilité des cellules neuves et des protéines des tissus d'être détruites et de se renouveler est exprimée, très couramment, en utilisant le mot anglais « TURNOVER » qui signifie tour, révolution, cycle.

Or, chez beaucoup de personnes, chaque jour, plus nombreuses et de plus en plus jeunes, la reconstitution du cartilage se fait plus lentement que sa détérioration. Il en résulte une diminution de son épaisseur. Les extrémités des os se rapprochent. Ils frottent alors les nerfs et occasionnent des pincement douloureux. Ils ne laissent plus, aussi, l'espace suffisant pour le passage des vaisseaux et l'irrigation sanguine se fait mal.

Ce problème du vieillissement prématuré du squelette – ou arthrose – est devenu, pour les organismes de santé de quelques pays, le soin le plus coûteux et celui qui occasionne le plus grand nombre de patients invalides. Aux Etats-Unis et dans d'autres nations, il est le problème de santé numéro un par la perte des journées de travail qu'il entraîne et le coût des traitements qui se convertissent en traitements à vie parce qu'on ne lui a pas trouvé d'explication jusqu'à aujourd'hui.

J'espère que ce modeste livre contribuera à la solution efficace de ce problème mondial de santé.

Chez une personne qui traîne une arthrose grave depuis de nombreuses années le trouble fonctionnel ne se présente pas seul. Il y a aussi une dégénérescence et une décalcification des os que l'on appelle « ostéoporose » et apparaissent « les becs de perroquets » qui sont une espèce d'éboulement du tissu osseux provoquant ce que l'on appelle, les ostéophytes et la spondylose. C'est-à-dire que, très fréquemment, on a le diagnostic de spondylarthrite et d'ostéoporose. Ce problème apparaît avec le plus de gravité dans les vertèbres, dans l'articulation la plus usée par le travail particulier de chaque personne, aux endroits du squelette où s'est produit un traumatisme causé par un choc ou un autre motif. Il est aussi courant que le squelette présente quelque malformation, colonne vertébrale tordue latéralement (scoliose), une jambe plus courte que l'autre, une usure plus intense d'une seule articulation de la hanche, des genoux ou des pieds qui peut engendrer l'arthrose. Quand une femme présente une taille très cambrée (dénommée lordose ou hiperlordose) comme c'est mon cas, son problème s'aggrave considérablement au moment des grossesses, surtout pour les os de la région lombaire et dans l'articulation de la colonne vertébrales avec la ceinture pelvienne. Les grossesses provoquent aussi des douleurs dans le coccyx par la pression du fœtus sur le squelette et elles sont accentuées quand il y a de l'arthrose.

Aux arthritiques – et croyez moi, je l'ai été – on nous dit que cette « maladie » n'a pas de solution, que « le cartilage usé ne se renouvelle pas » et que « la détérioration est progressive et irréversible ». Devant la manifestation de nos douleurs quelques médecins nous bourrent d'analgésiques, d'anti-inflammatoires, de cortisone, de sédatifs ; quelques autres proposent de nous opérer.

Mais aucun, chose curieuse, aucun pendant les trente années que j'ai visité les docteurs pour mes troubles d'arthrose, aucun ne m'a demandé :

« Madame, quel est votre régime alimentaire ? » alors que c'est la question fondamentale.

En effet, l'ostéoporose (ou décalcification) se réduit, dans beaucoup de cas, à un problème de fabrication de protéines par notre organisme. La matrice organique de l'os, la partie vivante, est constituée de protéines et c'est cette substance qui fixe le calcium sous forme de phosphate de chaux principalement. Si le squelette ne fabrique pas de protéines, il ne peut pas retenir le calcium que lui apporte le sang. Mais il y a plus. Toutes les articulations osseuses sont lubrifiées par le « liquide synovial ». On sait maintenant que le lubrifiant de ce liquide, sont des protéines qui lui donnent une consistance semblable à celle de la glaire de l'œuf. Grâce à cette viscosité le liquide synovial joue dans nos articulations le rôle de la graisse dans les engrenages d'une machine. Mais, quand dans notre corps les protéines ne se reforment pas au même rythme qu'elles se dépensent, la formation du lubrifiant échoue. La synovie se change en eau ou au contraire s'épaissit et durcit et les jointures de l'organisme deviennent rigides et douloureuses. Il peut se produire même des épanchements de synovie parce que la bourse qui contient le liquide n'a pas ses tissus en bonnes conditions et celui-ci s'échappe avec facilité.

En résumé, nous pouvons dire que l'ostéoporose et quelques types d'arthrite dont la cause est le manque de matière lubrifiante du tissu synovial, se réduisent essentiellement à un problème de fabrication de protéines par l'organisme. Mais ce qui est plus grave, c'est que, lorsqu'il y a une arthrose importante, très fréquemment, nous nous trouvons devant une série de troubles fonctionnels qui, sans être directement reliés à cette affection, l'aggravent et plongent ceux qui souffrent dans un état de dépression, parfois de désespoir qui, malheureusement, est complètement justifié.

En effet, en plus des maux de tête, de la nuque et du squelette en général, beaucoup d'arthritiques attrapent des rhumes, des grippes, des bronchites ou même des cystites, en plus grand nombre qu'avant. Chez d'autres apparaissent des hématomes douloureux sur les mains, les bras, les jambes ou de petits épanchements de sang dans les yeux. Parfois les digestions deviennent difficiles et fréquemment, ces personnes se plaignent d'être ballonnées et d'avoir le ventre douloureux après le repas. Presque toutes les personnes qui présentent les altérations précédentes ont en général aussi les nerfs à fleur de peau. L'irritabilité de leur système nerveux les maintient dans un état de crispation presque continuel avec des crises dépressives, des problèmes d'insomnie ou, au contraire d'assoupissement à n'importe quelle heure du jour. L'arthrose cervicale rend difficile l'irrigation du cerveau et donne une sensation d'équilibre instable et parfois comme une perte momentanée de connaissance. Il est très courant qu'une personne ayant un squelette décalcifié présente une artériosclérose prématurée. Le calcium qui n'est pas retenu par les os se dépose dans les artères, réduit le diamètre intérieur de ces vaisseaux et gêne la circulation du sang.

Quelle relation y a t' il, me direz-vous entre ces troubles et l'arthrose ?

A première vue, aucun ; mais si nous allons au fond des choses, nous voyons que cette vulnérabilité face aux infections, cette fragilité des vaisseaux sanguins, ce manque d'enzymes des mauvaises digestions, en dernière instance, sont aussi un problème de fabrication de protéines par notre organisme. Nous savons aujourd'hui que toute infection provoque une réponse de la part du corps humain. Celui-ci est doté de mécanismes de défense contre les invasions de virus et de bactéries. Si ces mécanismes peuvent agir rapidement, ils vainquent rapidement l'infection à son premier stade. Si cette réponse immunisante – que nous étudierons en détail plus loin – n'est pas en état d'intervenir vite, nous sommes victimes de la maladie causée par les germes envahisseurs qui doublent leur nombre chaque vingt minutes. Ce système défensif repose sur une espèce d'armée formée de globules blancs – les lymphocytes – du sang et sur certaines substances qui se trouvent dans le sérum, appelées immunoglobulines ou anticorps. Eh bien, tous ces anticorps et tous ces lymphocytes ainsi que les parois des vaisseaux et les enzymes digestives, appartiennent à ce groupe de composés chimiques que l'on appelle les protéines.

Mais, il y a plus grave. A toutes ces altérations fonctionnelles de l'arthrose s'ajoutent parfois les problèmes causés par la médication qu'on a l'habitude de nous conseiller. En général, ce sont des médicaments qui, sans nullement remédier à l'usure des cartilages, occasionnent par contre des lésions de l'estomac, du foie, des intestins ou du pancréas, sans parler de l'hébétement, de la nervosité, des allergies, démangeaisons, éruptions et taches sur la peau qu'ils peuvent donner.

J'ai connu la femme d'un chirurgien fameux de Barcelone, mère de quatre enfants, qui souffrait d'une arthrose déjà avancée. Eh bien, son mari ne la laissait pas aller consulter de médecin, parce qu'il affirmait, que plus de la moitié des ulcères d'estomac qu'il avait opérés, avaient été occasionnés par les médicaments que ces personnes prenaient pour mitiger les douleurs de l'arthrose.

Les patients qui souffrent d'une arthrose grave sont ceux, qui, en général, prennent le plus de médicaments et le résultat, à la longue ou parfois en un temps très court, se traduit par l'addition de nouveaux et graves troubles digestifs et ils gardent par dessus le marché les douleurs de l'arthrose.

Les causes de l'arthrose

Le cartilage est formé fondamentalement par une texture de « collagène » qui constitue environ 70 % des protéines du cartilage, par une autre protéine appelée « élastine » et par plusieurs substances appelées « muco-polysaccharides » qui, en milieu aqueux, forment des gels (gélatines) qui acquièrent de la consistance par l'incorporation de fibres protéiques.

Parmi ces fibres, le « chondroïtine-sulfate » abonde dans le cartilage, tandis que l'acide « hyaluronique » prédomine dans la synovie et le liquide lubrifiant. Les articulations et leurs gels agissent comme amortisseurs et lubrifiants des articulations.

La partie vivante des os, appelée aussi « matrice » des os, est formée, principalement, par du collagène et des mucopolysaccharides. Il semble que ce soit cette protéine de la matrice qui fixe le phosphate calcique sous forme d'hydroxyapatite amorphe.

La minéralisation de l'os se produit dans la molécule de collagène. Selon une théorie elle se produirait avec le concours direct des ostéoblastes et l'on suppose qu'en premier lieu il y a une pyrophosphorylation des chaînes latérales du collagène ; selon d'autres, le rôle décisif dans la fixation de la substance minérale se doit à la phosphatase alcaline. En principe tout le collagène pourrait s'ossifier mais l'on croit que dans les tissus « mous » comme le cartilage, le « chondroïtine-sulfate » empêche sa minéralisation. De ce qui est dit jusqu'ici, il découle que, en plus des mucopolysaccharides qui acquièrent leur consistance par la fixation de fibres protéiques, le cartilage et la matrice de l'os – qui est chargée de retenir les composés du calcium – sont formés de **protéines.**

Une fois que l'on sait cela, il est logique de rechercher si la science chimique actuelle a étudié les étapes nécessaires pour former ces composés et connaît les composants essentiels de leurs synthèses.

Eh bien, depuis les années 1970, nous connaissons parfaitement toutes les étapes de la synthèse protéique des organismes vivants et, naturellement, des humains. On a même déchiffré les messages inscrits dans les codons – (triplets de base) – de notre ADN, c'est-à-dire, du code génétique.

Pour former des protéines, il faut qu'une enzyme incite l'ADN à se dérouler et à former l'ARN-messager pour la formation duquel, est nécessaire, en plus de quelques substances appelées « nucléotides », **une certaine concentration de magnésium.**

Ce ruban de ARN-messager porte codifiée sous forme de triplets de bases complémentaires de celles de l'ADN, la séquence selon laquelle doivent s'enchaîner les amino-acides qui sont les constituants de base des protéines, de telle façon que l'ordre des codons dans le messager, détermine la séquence amino-acide de manière co-linéaire. Nous pourrions, en faisant une très grossière comparaison, dire que les amino-acides sont aux protéines, ce que les briques sont à la construction d'une maison.

Le messager ARN ne reste pas libre dans le cytoplasme cellulaire mais s'unit aux corpuscules où se réalisera la synthèse protéique. Ces « locus », ces lieux, où se « lira » et se déchiffrera le message génétique en enchaînant correctement les amino-acides qui formeront les protéines, sont formés de deux parties ou sous-unités. Le messager s'unit à la plus petite et ensuite s'accouple à la sous-unité la plus grande pour former le complexe ribosome-messager.

La Biochimie nous enseigne aussi que les sous-unités de ribosomes ne s'accouplent pas s'il n'y a pas une concentration déterminée de chlorure de magnésium à l'intérieur de la cellule.

C'est le Japonais NOMURA, spécialisé dans l'étude des ribosomes, qui m'a donné ce renseignement dans un Congrès de Biochimie auquel j'ai assisté et il m'a dit que la concentration de ce sel de magnésium doit être de 10 milimoles ou soit une concentration de 0,01 mol.

Pour que les amino-acides s'unissent entre eux, il est nécessaire qu'ils soient conduits au ribosome par les RNA appelés – transporteurs – qui sont des RNA relativement courts – ils ont de 75 à 90 unités mononucléotides. Chaque amino-acide, parmi les 20 qui constituent les protéines, possède un t-RNA spécifique et quelques-uns en ont plusieurs : de ce qui précède on déduit que les RNA-transporteurs peuvent exister sous une forme libre ou être « chargés » de leurs aminoacides.

L'union de ces t-RNA se fait selon un processus de stérification par l'action d'enzymes qui demandent obligatoirement la présence de magnésium. Ces réactions appelées « réactions d'activation des aminoacides » utilisent deux liaisons phosphate de haute énergie, et ensuite, pendant la formation de chaque liaison peptidique (union des amino-acides) une autre molécule de haute énergie, au moins, est ramenée à la forme diphosphate.

Comme ces molécules agissent seulement en présence de magnésium, on comprend la nécessité de concentrations déterminées de cet élément à l'intérieur de la cellule, puisque le magnésium est nécessaire :

1°) pour la formation du messager,
2°) pour la stabilité des ribosomes,
3°) pour l'activation des amino-acides – union avec les RNA transporteurs –,
4°) pour l'enchaînement des uns et des autres et former ainsi la molécule de protéine. De cette explication, on déduit deux choses :

*La première, c'est la nécessité de manger des protéines, qui sont les aliments qui, par leur digestion, nous fournissent les amino-acides avec lesquels nous fabriquons, comme je viens de l'expliquer, les protéines spécifiques, de notre corps : c'est-à-dire : le collagène, l'élastine, les lubrifiants du liquide synovial, les anticorps et les enzymes ;

*la seconde, c'est la nécessité d'absorber avec notre alimentation une quantité suffisante de magnésium pour que les liquides de notre organisme contiennent les concentrations requises de ce minéral, afin que la très complexe chimie de notre corps – appelée métabolisme – se déroule comme c'est prévu, et qu'il n'y ait pas de problème par manque des quantités appropriées de magnésium qui sont indispensables dans nos tissus.

Mais protéines et magnésium ne suffisent pas à régénérer le cartilage, il y faut un troisième élément.

L'autre aliment important dans la réparation du cartilage, c'est la **vitamine C**. En effet, le collagène est formé par des sortes de sous-unités appelées « tropocollagènes » qui sont comme des cordonnets à trois brins, chacun desquels est constitué par l'union de quelque mille amino-acides. Ces chaînes d'amino-acides ont besoin de l'action de l'acide ascorbique – vitamine C – pour transformer certains amino-acides appelés « proline » et « lysine » en des composés plus riches en hydrogène, dénommés hydroxyproline et hydroxylisine qui réuniront, à travers quelques réactions chimiques appelés « ponts d'hydrogène », les trois chaînes « polypeptidiques » pour former le susdit « cordonnet aux trois brins » appelé « tropocollagène ».

Donc, si je résume ce que j'ai expliqué jusqu'ici, nous pouvons dire que l'arthrose est un problème dans lequel la réparation de l'usure du cartilage se fait plus lentement que sa destruction, c'est-à-dire, que son « turnover » s'est altéré et entraîne une détérioration des disques et des articulations qui sont formés, comme nous le savons, par du cartilage ; que la fabrication des protéines qui constituent la substance lubrifiante du liquide synovial, avorte ; que ne se forment pas non plus, en quantités nécessaires, les protéines, et les substances constitutives de la matrice organique de l'os qui retiennent les phosphates calciques qui, à leur tour, donnent à l'os sa rigidité et maintiennent sa forme.

D'un autre côté, la Biochimie nous enseigne que, pour que notre organisme forme des protéines, il faut que les aliments nous fassent un apport convenable de composés de magnésium car, sans la présence de concentrations déterminées de cet élément ne peut se réaliser la synthèse protéique. Il est démontré que le magnésium est nécessaire pour la formation du messager, pour la stabilité des ribosomes, pour l'activation des amino-acides et pour la formation des liaisons polypeptiques (enchaînement des amino-acides les uns avec les autres).

Ce qui est aussi démontré, c'est la nécessité de la vitamine C, dans la formation du collagène. Et comme cette protéine est la plus abondante dans le cartilage et la matrice organique des os, en conclusion nous pouvons dire que la correcte rénovation des tissus du squelette s'appuie, fondamentalement sur trois aliments :

* protéines
* magnésium
* vitamine C

Les protéines

Les aliments riches en protéines sont en premier lieu les levures et le soja en grains ou en farine. Leur pourcentage en protides approche les cinquante pour cent, mais aucun de ces deux aliments ne se consomme en grande quantité dans les pays occidentaux. Le soja est utilisé encore peu de familles. Les levures se prennent comme supplément diététique riche en vitamines du groupe B.

Nous avons ensuite le lait écrémé en poudre et quelques fromages maigres dans lesquels le pourcentage protéique peut atteindre quarante pour cent.

Ensuite viennent la viande, le poisson et les crustacés avec une richesse qui oscille entre vingt et vingt-cinq pour cent.

Après il y a les graines comme les amandes, les noix, les noisettes et cacahuètes dont le pourcentage en protéines approche les vingt pour cent.

Suivent les œufs avec quatorze pour cent approximativement et ensuite les légumes comme les haricots blancs, pois-chiches, lentilles, fèves dont la teneur en protides est environ, dix pour cent.

Dans cette énumération, en dehors des différentes teneurs en protéines, tous les aliments que nous avons mentionnés ont approximativement la même valeur biologique, c'est-à-dire qu'ils sont également intéressants pour la formation et la réparation des tissus humains. Je fais cette remarque parce que les **céréales complètes,** aliments qui en richesse protéinique continuent cette liste, non contents d'être relativement pauvres en protides, contiennent à peine certains amino-acides appelés « essentiels » indispensables à notre organisme, tels que la lysine, la méthionine et le tryptophane.

C'est-à-dire qu'il faudrait manger une énorme quantité de céréales pour avoir chaque jour les quantités nécessaires de protides et cela ne serait pas encore suffisant car les protides du blé, du riz, du maïs et des céréales en général ne sont pas d'une « grande valeur biologique ». Leur séquence d'amino-acides renferme peu de restes de lysine qui, nous l'avons vu, est indispensable pour fabriquer le collagène. Ces protéines végétales sont aussi, pauvres en tryptophane, qui en plus de son rôle dans la formation des tissus est un acide aminé avec lequel nos cellules nerveuses forment un neuro-transporteur appelé « sérotonine », indispensable au bon fonctionnement du système nerveux. C'est pourquoi une diète basée sur la consommation des céréales doit être complétée par des produits lactés, des œufs, des protéines d'origine animale et, si cela n'est pas possible, on doit consommer de préférence du soja ou sinon des légumes, qui sont plus riches que les céréales en acides aminés essentiels.

Les fruits et les légumes ne contiennent pratiquement pas de protéines. Leur pourcentage de protides n'arrive pas à un pour cent et quelques uns sont encore très au-dessous de ce taux.

Dans notre pays, il est très important de tenir compte de cela, car il y a beaucoup de gens qui croient que pour se guérir du « rhumatisme » il est bon de cesser de manger de la viande pour manger beaucoup de légumes verts et de fruits. Ils oublient que, s'ils ne veulent pas manger de la viande, ils doivent se procurer d'autres protéines équivalentes – ce peut être le poisson. S'ils mangent beaucoup de fruits ils vont « prendre des kilos » et la surcharge de poids est toujours mauvaise pour un squelette détérioré et parfois déformé par l'arthrose.

Je rencontre parfois des personnes qui, parce qu'elles ont des problèmes de denture, ou peu d'appétit, ou parce qu'elles ne veulent pas manger de la viande – car elles ont entendu dire qu'elles est malsaine – et n'aiment pas le poisson, ont une diète, trop pauvre en protides et je ne réussis pas à l'équilibrer car elles ne prennent pas les aliments prescrits. Pour ces cas, nous avons mis sur le marché et vous le trouverez bientôt dans les maisons de diététique et les pharmacies, des pots de collagène (protéine fondamentale du cartilage) auquel on a ajouté le magnésium nécessaire. Un demi-pot équivaut, plus ou moins, à une ration de bifteck ou de poisson et deux ou trois cuillerées, peuvent compléter avec la soupe et les légumes verts ou un potage chaud, une diète maigre en aliments protéiques. Un tiers de pot dans une assiette de soupe serait, le main, le petit déjeuner idéal des personnes qui n'ont pas d'appétit ou auxquelles le lait ne réussit pas.

La vitamine C

C'est une des premières connues. Au début on l'appela antiscorbutique parce que sa carence engendrait le scorbut. Dans cette affection, les gencives saignaient et se produisaient des hémorragies capillaires. Les dents tombaient parce que les gencives détériorées ne les maintenaient plus. On ressentait des « arthralgies » douleurs dans les articulations causées par l'arthrose. Pline raconte que les genoux des légionnaires romains qui faisaient le siège de ce qui est aujourd'hui la Hollande, « restaient raides ». Il leur manquait l'acide ascorbique ou vitamine C.

En fait, les arthritiques graves présentent des problèmes de gencives qui saignent, de dents qui remuent et d'hématomes dus à la fragilité des vaisseaux capillaires.

Comme la vitamine C abonde en général dans tous les légumes crus, les fruits et les agrumes, il suffit d'avaler un jus d'orange, de citron ou de pamplemousse, ou de manger des fruits et des légumes crus passés dans un moulin, si on a des problèmes de denture, pour que notre organisme reçoive la quantité de vitamine C dont il a besoin.

Le magnésium

On savait que cet élément minéral était nécessaire pour former l'atome central de la molécule de chlorophylle, pigment vert des plantes, grâce auquel, elles sont capables d'absorber l'énergie rayonnée par le soleil. Elles la transforment en énergie chimique et l'utilisent ensuite dans la synthèse des substances appelées « organiques »: sucres, graisses, protéines. Jusque vers 1960 on apprenait encore dans les livres d'Agriculture et de Fumure des sols, que le magnésium intervenait dans le « transport du phosphore de la plante » et rien de plus.

C'est vers les années 1970 que fut découvert et parfaitement démontré que les molécules phosphorées, appelées molécules de haute énergie comme Adénosine Triphosphate ou ATP et Adénosine Diphosphate ou ADP et toutes les molécules semblables comme le GTP, CTP, UTP, ont besoin de la présence d'une certaine concentration de magnésium pour pouvoir agir à l'intérieur de la cellule.

Comme **toutes** – et qu'il soit bien clair qu'il s'agit de **toutes les synthèses, c'est-à-dire la fabrication de substances organiques complexes à partir d'autres plus élémentaires – de tous les êtres vivants** se réalisent au travers de ces molécules de haute énergie, cela revient à dire que la fabrication d'hormones, d'enzymes, d'anticorps, de neurotransmetteurs, d'acides nucléiques – tels que l'ADN et l'ARN – est conditionnée par la présence de concentrations déterminées de magnésium dans le cytoplasme de la cellule.

Mais, il y a plus. La repolarisation, c'est-à-dire la recharge électrique, des fibres nerveuses, qui présentent une différence de potentiel avec le liquide qui les baigne et la repolarisation des fibres musculaires, se fait aussi en utilisant l'ATP qui est la molécule de haute énergie la plus utilisée par les êtres vivants. Chaque fois que les plantes ou les animaux effectuent un travail, ce qui suppose une dépense d'énergie, ce travail doit se réaliser obligatoirement en utilisant l'énergie que donnent les liaisons phosphate et pyrophosphate de l'ATP ou d'une molécule similaire. Mais, celles-ci n'agissent qu'en présence d'un cation bivalent qui, dans le cas des cellules des êtres vivants est l'ion Mg++ (magnésium) et dans les liquides extracellulaires, en général les ions Ca++ (calcium).

Donc, comme la synthèse des protides et de presque toutes les substances que fabriquent les êtres vivants, se réalise à l'intérieur de la cellule, nous savons que la présence d'ions du magnésium y est nécessaire pour qu'elle ait lieu.

Et que se passe-t-il aujourd'hui à propos du magnésium de nos cultures ?

Depuis une cinquantaine d'années on utilise en grandes quantités les engrais chimiques. Certains d'entre eux, comme l'urée et le sulfate d'ammonium, sont des produits de synthèse, presque chimiquement purs, que l'on utilise en substitution du guano d'importation ou du fumier des fermes pour la fertilisation des terres labourables. Cette pratique, l'emploi d'engrais chimiques nitrogènes, phosphatés ou potassiques, les fameux « trois grands » N-P-K, au lieu du fumier, a appauvri les terrains en magnésium et en d'autres micro-éléments comme l'iode. Aujourd'hui ne se produit plus un cycle fermé et complet : sol, végétation, animal, sol. Avec l'amendement chimique des terres que l'on recommande actuellement, on a introduit un élément perturbateur. On ne rend à la terre qu'une partie des éléments nutritifs que la terre nous donne par les récoltes. Bien entendu on lui restitue les éléments qu'on lui retire en plus grosse quantité mais c'est une pratique incorrecte. Les engrais chimiques ont une composition incomplète et ont appauvri et continuent d'appauvrir les terres cultivées en magnésium, en iode et en d'autres oligo-éléments tels que le cuivre et le zinc.

Mais, il y a plus. Quand on utilise le potassium en grandes quantités, par exemple lors des « fumures de fond », dans lesquelles on ajoute des quantités calculées de cet élément joint au phosphore, pour qu'on n'ait pas besoin d'en ajouter à nouveau au sol pendant deux ou trois ans, l'excès de potassium peut empêcher que les plantes absorbent correctement le magnésium, même dans les terres qui en sont bien pourvues, parce que l'ion potassium K+ et l'ion magnésium Mg++ sont antagonistes. Dans ce cas, nous savons que les végétaux font une « consommation de luxe » de potassium au détriment du magnésium. Ce défaut d'absorption du magnésium que l'on peut créer artificiellement de la manière que j'ai expliquée, peut aussi se présenter naturellement dans les sols très calcaires ou dans lesquels on a pratiqué un chaulage, par l'antagonisme bien connu de Ca++ et du Mg++.

Evidemment, ce même appauvrissement du sol en certains minéraux se retrouve dans les aliments que nous mangeons et dans les fourrages que l'on donne au bétail. Ce fait, hors du champ de leurs études traditionnelles, a échappé à la connaissance des médecins, des diététiciens et des biochimistes. Et cependant, il est réel, il est là. Tant qu'on ne modifiera pas la composition des engrais chimiques en les enrichissant de magnésium, d'iode et autres oligo-éléments, il y aura davantage d'arthroses, de dérèglements nerveux, de problèmes d'irritabilité. Nous continuerons à être, chaque jour, plus vulnérables aux infections, aux grippes, aux rhumes et chaque jour seront plus nombreuses les personnes qui souffrent de lithiase rénale ou qui ont les artères endurcies, seulement à cause de cela, parce qu'il manque du magnésium dans la nourriture des personnes qui vivent dans notre « monde occidental ».

Il est curieux d'observer les phénomènes nerveux des personnes qui souffrent d'arthrose ou de certains types d'arthrite – non causés par un dérèglement de l'histocompatibilité – mais provoqués par une forte carence de magnésium. Elles se plaignent de tristesse, de dépression, pleurent avec facilité, voient tout en « noir ». Elles ressentent des douleurs à la tête, à la nuque, une fatigue au lever, une oppression dans la poitrine, des douleurs et des pincements dans la région précordiale. Elles peuvent avoir des flatuosités et l'impression d'être gonflées après les repas. D'autres ont des grains ou des calculs dans les reins, perdent leurs cheveux, leurs ongles s'exfolient. Elles ressentent une espèce de vacillation quand elles marchent ou ont des vertiges.

Il y a, dans le monde, des milliers de personnes qui vivent dans l'angoisse croyant qu'elles ont une maladie de cœur et qu'elles peuvent avoir une attaque d'un moment à l'autre. Ce sont les « faux cardiaques » ou cardiaques d'origine nerveuse. C'était ce que l'on me disait à moi et je pensais en l'entendant : « Mais puisque j'ai toujours eu un système nerveux très bien équilibré, pourquoi donc, maintenant, fonctionne-t-il si mal ? »

Certaines personnes qui viennent me consulter me disent : « Je crois qu'il me manque quelque chose parce que je ne comprends pas tout ce qui m'arrive. J'étais une personne très normale, avec les idées claires, sans névrose d'aucune sorte et peu à peu – et parfois elles me disent même, tout à coup – je suis devenue angoissée, irritable, avec les nerfs à fleur de peau. Je veux me dominer et n'y arrive pas. Je vois que je n'ai aucun motif de me sentir angoissée et je ressens une inquiétude permanente ».

Convenons que la simple carence de magnésium conduit à un panorama particulièrement sombre et qu'il serait temps de songer à y remédier.

Aliments riches en magnésium

Approximativement, ils sont dans cet ordre :

* cacao	* noisettes	* dattes
* amandes	* noix	* figues
* haricots blancs	* pignons de pin	* légumes
* farine de soja	* céréales complètes	

De la lecture de cette liste, nous pouvons déduire que beaucoup de personnes, soit à cause de problèmes hépatiques, soit pour ne pas grossir, ne consomment pas couramment les aliments énumérés. Si nous tenons compte, en plus, que tous nos aliments, y compris ceux qui sont cités ci-dessus, sont chaque jour plus pauvres en magnésium, nous allons comprendre, chaque fois avec plus d'évidence, les raisons de la multiplication des arthroses et la gravité du problème, d'autant plus que son origine a échappé à la médecine.

Comme il est évident que nous n'allons pas recommander aux gens de manger beaucoup de cacao ou beaucoup d'amandes et que le soja n'est pas encore un aliment fréquent dans notre alimentation, pour compenser la déficience de magnésium, nous avons l'habitude de leur recommander des composés de ce minéral. Dans le cas d'une sévère déficience de magnésium, je conseille en général l'ingestion de trois grammes par jour de chlorure de magnésium cristallisé, répartis en deux ou trois prises, au cours des repas.

Si la personne qui vient me consulter souffre d'acidité gastrique, je substitue le chlorure par le carbonate, et alors, la dose est de deux grammes par jour, répartis de même, en deux ou trois prises au cours de la journée.

Quand on m'explique qu'il y a un problème de calculs dans les reins ou que je peux voir dans les analyses que l'on m'apporte, un taux d'urée dans le sang un peu élevé qui peut m'amener à penser, au vu des manifestations du malade, à des reins calculeux, je recommande d'habitude l'acétate de magnésium.

De toutes façons, depuis les nombreuses années que je travaille sur ces problèmes, je me suis rendu compte que n'importe lequel des composés de magnésium que j'ai cités, réussit à dissoudre les calculs d'oxalate ou de phosphate calciques. Ce qui peut, oui, se produire, c'est que, lorsque ces calculs sont gros, en diminuant de dimensions ils se déplacent et lorsqu'ils passent dans un endroit étroit comme l'uretère, ils provoquent une « colique néphrétique ». Mais, attention, non pas parce que le magnésium a été à l'origine de ces concrétions mais au contraire parce qu'il les a dissoutes et, en réduisant leur grosseur, a commencé à les éliminer.

Ceci dit, quand une personne a une infection rénale – non dans la vessie mais dans les reins – il convient de soigner celle-ci avant de commencer à prendre du magnésium, car il y a des bactéries qui peuvent décomposer l'urée avec formation d'ammoniaque et celui-ci avec le magnésium pourrait former des calculs d'ammonio-phosphate de magnésium. Cette possibilité est rare mais une infection du rein étant présente, j'attends que celle-ci disparaisse avant de commencer à donner du magnésium.

Au contraire, pour les cystites le traitement idéal est la recommandation de sels de magnésium – que je fais accompagner d'habitude de tisanes de thym et d'origan.

Tous les composés de magnésium sont-ils également efficaces ?

Oui, tous les composés de magnésium que l'on trouve dans les pharmacies ou les magasins de régimes sont efficaces pour corriger les déficiences de cet élément, parce que, ce qui agit, en réalité, c'est l'ion Mg++, lequel doit nécessairement être uni à une autre partie de charge négative ou anion et former ainsi un ensemble neutre. De telle façon que, pour ce qui est de l'action exercée par le magnésium, cela revient au même de prendre du chlorure, du carbonate, de l'acétate, de l'oxyde, du succinate, de l'aspartate… D'ailleurs tous ces composés, lorsqu'ils arrivent dans l'estomac, sont convertis précisément en chlorure de magnésium par l'action de l'acide chlorhydrique qui s'y trouve.

Il fut un temps, tout de même, où l'on n'avait pas les connaissances de Biochimie que nous avons actuellement et où l'on recommandait de prendre les quatre halogènes du magnésium, c'est-à-dire, chlorure, bromure, fluorure et iodure. Aujourd'hui nous savons que les bromures sont des agents cancérigènes dont le rôle dans les mutations génétiques est parfaitement déterminé. En effet, on sait que le brome se combine avec l'uracile et ce bromuracile (BU) est capable d'induire une mutation déterminée appelée, transitionnelle, parce que le 5-bromuracile a une grande ressemblance structurelle avec la thymine et, durant la réplication, s'insère facilement dans l'ADN dans les positions qui devraient être occupées par cette base. La substitution de la thymine par le BU peut entraîner l'incorporation de guanine, de préférence à l'adénine dans la chaîne complémentaire et, lorsque celle-ci se réplique, la guanine incorpore la cytosine dans la nouvelle chaîne complémentaire.

Nous venons de décrire là, le mécanisme par lequel peuvent être induites des mutations dans les réplications de l'ADN et crées des cellules mutantes qui peuvent être à l'origine de cancers.

Le fait de savoir comment réplique l'ADN pour former les nouvelles cellules nous permet de connaître les agents cancérigènes les plus caractéristiques, et, parmi eux, se trouve le brome, que l'on a pour cela interdit dans les vins et les autres aliment. Par conséquent, nous n'allons pas le prendre volontairement.

On vous présentera aussi des façons sophistiquées et par conséquent chères, de prendre du magnésium mais l'effet qu'elles produisent est le même. Divers laboratoires pharmaceutiques se sont adressés à moi pour que je collabore à la préparation d'un composé de magnésium et pour que je le présente au Corps Médical. Moi, je leur ai toujours répété ce que vous avez lu. N'importe quel composé de magnésium parmi ceux que j'ai cités est également efficace et valable pour le traitement des déficiences de magnésium. Sachez avec certitude que l'un quelconque des sels de magnésium est efficace. Alors pour le bien de votre porte-monnaie, achetez les plus économiques car, oui, le traitement sera long. Et si le sol de nos cultures n'est pas amélioré, il pourra durer la vie entière.

Une autre preuve que le magnésium s'assimile quel que soit le composé qui le porte – pourvu qu'il soit soluble – c'est que, quand on l'absorbait uniquement avec les aliments, car l'apport de ceux-ci était alors suffisant, nous l'assimilions sous la forme et la composition qu'ils nous offraient, c'est-à-dire, sous forme de chlorure, carbonate, ascorbate, citrate, aspartate, malate, succinate, etc...

Vous lirez parfois que les sels de magnésium ont une action cathartique. Cela veut dire qu'ils sont un peu laxatifs, ce qui est favorable à soixante pour cent environ des femmes. Pour contrarier cette action laxative, commencer à prendre le sel de magnésium peu à peu, en débutant par des doses très petites, au milieu des repas. Si vous augmentez les doses lentement, cet inconvénient est éliminé. Vous pouvez aussi, si vous craignez que le magnésium vous relâche le ventre, prendre des infusions astringentes de thé ou de coque de cacao.

Modèle de diète pour corriger l'arthrose

Les protéines et la vitamine C ont autant d'importance que le magnésium. Tout au long de la journée, il faut veiller à ne pas manquer de ces deux sortes d'aliments, principalement au cours du petit déjeuner. Le petit déjeuner est le premier repas de la journée, celui que nous réalisons après huit ou dix heures de jeûne. Il a une importance fondamentale dans la correction de l'arthrose.

L'Espagne, parmi les pays que je connais, est celui où l'on déjeune le plus tard et le plus mal. Un petit café avec ou sans lait… une brioche, une galette ou quatre biscuits… Et ceux qui prennent un peu de pain avec du beurre et de la confiture se vantent d'avoir fait un déjeuner très complet. Alors je leur réponds : « D'accord, mais où sont les protéines ? Où est la vitamine C ? Vous avez besoin de protéines et de fruits crus et cela ne sert à rien que vous mangiez tant de pain avec de la confiture car ce ne sont en très grande partie qu'amidon et sucre – c'est-à-dire hydrates de carbone – et que vous y ajoutiez du beurre qui est une graisse. »

Je vous rappelle les aliments riches en protéines que j'ai cités dans un chapitre précédent et je vous suggère un petit déjeuner à base d'un œuf et d'une tranche de jambon sans graisse, pain – de préférence pain complet – un fruit ou un jus d'orange ou d'un autre agrume ou d'une tomate et le café au lait ou le thé, si vous voulez.

Si vous avez du cholestérol, remplacez l'œuf par une autre tranche de jambon ou quarante grammes environ d'un fromage écrémé sec ou quatre-vingt grammes de fromage frais obtenu avec du lait écrémé.

Quand le petit déjeuner est très éloigné du déjeuner, comme cela se produit pour certaines personnes qui prennent leur petit déjeuner à huit heures de matin et ne déjeunent, ensuite, qu'à trois heures de l'après-midi, je conseille de manger quelques amandes, quelques noisettes ou un petit sandwich d'un fromage peu gras que l'on trouve en portions dans le commerce et qu'il est si facile de garder dans un tiroir du bureau et si facile de manger à cette heure où l'on sent un creux à l'estomac.

Le repas de la mi-journée que beaucoup de personnes en Espagne ne prennent qu'à trois heures de l'après-midi – parmi elles tous les employés de banque et similaires – sera ainsi le troisième repas de la journée et pourra être fait d'une diète correcte en accord avec les exigences de protéines et de vitamine C nécessaires à la fabrication du cartilage, sans être excessive pour ne pas faire grossir. Le poids excédentaire surcharge en effet le squelette et il est très préjudiciable quand les zones détériorées sont la région lombaire, les hanches, les genoux ou les pieds. En effet, les muscles qui comme des bandeaux soutiennent l'abdomen et s'insèrent à l'arrière au niveau de la ceinture, quand le ventre devient volumineux ou pendant les grossesses, tirent la région lombaire vers l'intérieur et alors se produisent facilement des pincements qui provoquent des douleurs dans cette zone ou affectent le nerf sciatique et les douleurs descendent dans la jambe.

Nous devons donc faire un très bon petit déjeuner – en choisissant les aliments qui servent à régénérer les cartilages et en écartant ceux qui font grossir – pour pouvoir travailler avec efficacité, pour fournir à notre organisme les éléments nécessaires à la fabrication des protéines tout au long de la matinée et pour arriver à l'heure de ce qui est le principal repas de la journée en Espagne, sans une faim excessive. Ainsi, avec un appétit modéré, nous pourrons manger avec discrétion les plats qui font le plus grossir comme le riz, les pâtes à l'italienne, les pommes de terre. Nous réussirons ainsi à maigrir si c'est nécessaire ou à nous maintenir à notre poids, si c'est le poids optimum pour notre constitution.

Ceci dit, et comme je l'ai répété tant de fois, il est nécessaire de consommer des protéines, nous ne pouvons pas sauter le plat de viande ou de poisson, qui est le deuxième plat que nous avons l'habitude de manger dans notre pays. Parfois, je me trouve en face de femmes relativement jeunes, mais qui ont un squelette extraordinairement vieilli. Lorsque je leur demande qu'elles m'expliquent leur régime alimentaire, j'ai l'habitude d'entendre :

« Voyez, comme j'aime bien les légumes et la salade, parfois je saute le plat de viande », ou bien : « J'ai entendu dire tant de choses de la viande... qu'elle n'est pas bonne pour les 'douleurs', qu'elles produit de l'acide urique, qu'elle contient des hormones... que j'ai cessé d'en prendre. Je la donne à mon mari et à mes enfants, mais moi je ne la mange pas ».

Qu'elle contienne des hormones, aujourd'hui, c'est certain – je suppose qu'on y portera bientôt remède dans tous les pays – mais alors, que ces personnes qui craignent les additifs que l'on met dans la nourriture des bêtes, mangent du bœuf, qui généralement se nourrit de pâturages ou de l'agneau qui couramment se nourrit du lait de la brebis ou d'herbe, ou sinon, qu'elles prennent du poisson. Je vous rappelle ici, que même si vous avez du cholestérol, vous pouvez, sans crainte, manger des sardines, des anchois, de la daurade, de la morue, même frits, ou avec des sauces préparées avec des huiles très fluides.

En résumé, si nous avons tendance à grossir, nous préférerons un premier plat de légumes et ensuite nous prendrons environ 120 grammes de viande. Comme nous devons manger aussi des aliments qui nous donnent de la vitamine C, nous devons absorber quelque chose de cru, soit de la salade, soit des fruits.

Il convient aussi de faire un goûter. Cette collation peut se composer d'un yaourt et d'un fruit ou de quelques fruits secs avec une tranche de pain intégral et d'un verre de lait ou de thé... et nous arrivons au dîner.

Au dernier repas de la journée, nous devons penser à ne pas trop manger de féculents. Ils nous feraient grossir car notre corps les utilise pour fabriquer l'énergie nécessaire à la contraction musculaire et après le dîner il est normal que nous nous reposions soit en lisant, en regardant la télévision, ou en conversant et qu'ensuite, nous allions nous coucher. Il est très important que ce repas du soir soit à base de légumes ou de purées de légumes et quelques cent cinquante grammes de poisson qui sont les protéines que nous considérons nécessaires pour réparer les tissus, fabriquer les hormones, les enzymes et les anticorps d'une personne de taille moyenne.

S'il s'agit de jeunes en période de croissance, les nécessités d'aliments protéiques sont plus importantes. On leur donnera deux œufs au petit déjeuner et j'ai l'habitude de dire aux mamans : « Laissez-les manger ce qui leur plaît. En dépit de tout, nous conservons encore un peu d'instinct qui nous incline à prendre certains aliments ». Je me souviens qu'au temps où j'avais moi-même une sévère déficience de magnésium, je recherchais toujours le chocolat et plus il était noir, meilleur je le trouvais, les amandes et les légumes qui étaient mon premier plat préféré.

Il y eut aussi d'autres époques de ma vie où j'avais une envie extraordinaire de sardines à l'huile qui sont riches en vitamine A et D. C'est pourquoi quand les enfants grandissent, j'ai l'habitude de conseiller aux mères qu'elles leur permettent de manger ce qu'ils veulent, pourvu, évidemment, que cela ne leur fasse pas mal.

Au moment des grossesses et de l'allaitement, après une opération ou après avoir souffert de brûlures, on doit augmenter la ration d'aliments protéiques.

La quantité de magnésium à prendre est en rapport avec le degré de la carence : grave, moyenne ou légère. A ces trois stades correspondent trois, deux ou un gramme de magnésium cristallisé que l'on doit prendre en deux ou trois fois au cours de la journée. Trois grammes de chlorure cristallisé correspondent à peu près, à deux grammes de chlorure desséché – en poudre – ou à deux grammes de carbonate ou d'acétate de magnésium.

Une carence sérieuse de magnésium provoque des manifestations telles que spasmes, rigidité dans les muscles, crampes, fourmillements, sensation que les extrémités des membres s'engourdissent ou des tachycardies et une sensation d'oppression dans la poitrine. Dans d'autres manifestations d'un déficit important on a la sensation d'un nerf qui se détendrait dans les paupières, on ressent de la tristesse, de la dépression, de l'angoisse et de la fatigue, même au lever.

Il est courant d'entendre dire aux personnes qui manquent de magnésium : « Je me lève plus mal en point et plus fatiguée que lorsque je me suis couchée ». Je me souviens que moi-même je disais : « Il semble que la nuit on m'a donné des coups de bâton ». Le matin, j'étais plus raide et plus endolorie que, quand je faisais un effort physique léger, – forcément – l'après-midi. Et si vous pensez que lorsque nous nous levons, il y a 8, 9 ou 10 heures que nous n'avons pas pris d'aliments, c'est-à-dire depuis le dîner et que ce dîner est parfois maigre, souvent à base de légumes et de fruits qui sont pauvres en magnésium et riches en potassium, vous comprendrez pourquoi c'est précisément le matin que l'on se trouve le plus mal et que les crampes ont lieu le plus fréquemment. Les calculs d'oxalate et de phosphate calcique, les ongles qui s'exfolient et se cassent, les chutes anormales de cheveux, sont dus aussi à une déficience en magnésium. Quand un homme devient chauve peu à peu et surtout, si son père était déjà chauve, j'ai l'habitude de lui dire que le remède c'est de s'acheter un béret. Mais, quand les cheveux tombent par mèches entières, il faut examiner si cet homme n'est pas en train de vivre une époque de « stress » et de préoccupations, ou de faire un travail supérieur à la normale. Alors ces chutes anormales de cheveux s'atténuent en prenant du magnésium et en mangeant correctement. Je me souviens que, lorsque je passais des examens qui me préoccupaient beaucoup et que j'étudiais, j'oserai dire, à l'excès, tout au long de l'année, il y avait des époques où me peigner me faisait quasiment peur, car je savais que le peigne resterait plein de cheveux. (Les chutes anormales de cheveux peuvent avoir aussi pour cause le manque de fer, très facile à vérifier par une analyse où qui peut être présumé chez les personnes qui ont tendance à l'anémie ; le manque d'iode que peuvent souffrir les personnes qui ne mangent pas d'aliments provenant de la mer, car avant, à l'exception des terrains en provenance du magma terrestre, presque tous les sols d'origine sédimentaire étaient suffisamment pourvus d'iode. Actuellement par contre et à cause des amendements chimiques qui se pratiquent couramment, les terres cultivées s'appauvrissent aussi en cet élément. Dans ce cas, vous pouvez prendre des algues en comprimés et ces déficiences minérales disparaîtront.)

Arrivés à ce point, il convient de remarquer que, quoique presque tous les aliments, à l'exception des légumes et des fruits, sont riches en phosphore, il convient, quand il y a déficience de magnésium, de prendre de la lécithine, que l'on peut trouver liquide ou en capsules, qui est l'aliment naturel le plus riche en phosphore organique. Parfaitement assimilable, elle favorise en plus la digestion des graisses en aidant la vésicule à les désagréger en très fines gouttelettes et ensuite, passée dans le sang, par son pouvoir émulsionnant, elle disloque les grumeaux graisse-cholestérol. Parmi les aliments courants, sont riches en phosphore :

* les fromages,
* le lait écrémé en poudre,
* les crustacés,
* les poissons,
* les œufs,
* la cervelle,
* le foie,
* les graines telles que les amandes, les noisettes, les noix,

les cacahuètes, les pignons de pin,

* les légumes,
* les germes de blé et des autres céréales.

Des études réalisée par des médecins français et américains ont démontré que les décharges de noradrénaline provoquent une perte de phosphore et de magnésium dans l'urine. A cause de cela les préoccupations, les études ou le travail excessif, conduisent à ce que nous appelons « un déficit secondaire de magnésium ». Le déficit primaire provient de la pauvreté en cet élément du régime alimentaire actuel comme cela a été démontré par des études réalisées en France.

Les œstrogènes - hormones féminines - qu'elles soient d'origine endogène, c'est-à-dire fabriquées par le corps lui-même, ou bien d'une provenance externe, comme c'est le cas de la « pilule » et des anticonceptifs qui s'administrent par voie orale, entraînent aussi une perte de magnésium dans l'urine. Comme le magnésium a des qualités anti-thrombose il est possible que le déficit magnésien provoqué par les œstrogènes soit la cause de la tendance à former des thromboses chez les femmes qui prennent des anticonceptifs oraux. Selon ce que j'ai entendu, il y a en France des médecins qui recommandent de prendre un supplément de magnésium quand ils conseillent la « pilule ».

Quand une personne ingère une quantité de magnésium inférieure à ses besoins ou, pour les motifs que nous venons de citer, présente une perte secondaire de magnésium, elle tire de ses réserves qui se trouvent dans le périoste des os et quand on explique ce fait on comprend clairement qu'aux troubles produits par un déficit occasionnel ou permanent de cet élément, s'ajoutent des problèmes de vieillissement prématuré du squelette avec l'apparition d'arthrose et autres dérèglements du squelette qui l'accompagnent. C'est pourquoi la première manifestation d'arthrose chez les femmes est si courante après les grossesses, parce qu'elles dépensent leurs réserves au bénéfice de la formation des tissus et du squelette de l'enfant ; après une longue période d'utilisation d'anticonceptifs oraux ; à la ménopause ou après une époque de « stress », comme c'est par exemple le cas lorsqu'elles doivent donner des soins à un malade grave... etc. Dans d'autres occasions, l'arthrose apparaît après une opération ou à la suite d'une maladie. Comme dans les cas antérieurs les réserves de ce minéral emmagasinées dans le périoste se sont épuisées et la fabrication du cartilage a été retardée parce qu'il n'est qu'un tissu de soutien et par conséquent son usure n'est pas vitale.

Le magnésium dans les tissus humains

Les vingt-trois ou vingt-quatre grammes de magnésium qu'il y a dans le corps humain se répartissent de la façon suivante : 1 % dans les liquides corporels et 99 % dans les tissus. Après le potassium cet élément est le deuxième cation intracellulaire. De ces 99 %, soixante-dix pour cent sont dans le squelette et vingt-neuf pour cent environ dans les muscles, les tissus nerveux et les viscères.

Mais, nous savons encore plus. Au II° Symposium Mondial sur le magnésium, organisé en 1976 au Canada, le Docteur E.M. Carlisle de l'Université de Californie, dans un rapport sur la répartition de certains éléments dans les tissus de l'homme, nous expliqua que c'est dans le périoste – c'est-à-dire dans la membrane qui recouvre les os qui fabrique les protéines osseuses des cartilage et du liquide synovial, qu'il y a la plus grande concentration de magnésium.

Comme vous le voyez, toutes ces données nous ramènent à ce que j'ai expliqué au début de cet ouvrage. L'arthrose est un problème qui a ses origines dans le retard de la formation des protéines osseuses par rapport à l'usure et au cycle de rénova-

tion (turnover) du squelette.
Ce retard est dû :

1°) soit à un manque de protéines dans le régime alimentaire,
2°) soit à une carence de vitamine C,
3°) soit à une déficience de magnésium qui s'est général séeparce que ses causes sont passées inaperçues. Elles ont échappé aux études de la médecine parce que, fondamentalement, ce déficit est dû à la nouvelle façon d'amender les terres que les agriculteurs actuels pratiquent couramment, conseillés en cela par les divers organismes agricoles officiels.

Comme l'on savait, que les plantes utilisaient le magnésium, pour fabriquer la chlorophylle, tant qu'elles présentaient une brillante couleur verte, on ne pensait pas à une carence possible de cet élément dans les cultures. Mais, la découverte que seulement deux pour cent environ du magnésium pris au sol est utilisé pour la formation de la chlorophylle est aussi toute récente. Par conséquent, même si elles présentent une magnifique couleur verte, les récoltes peuvent souffrir d'une carence occulte de cet élément. Il est aussi courant de croire – et je l'ai lu dans des traités de médecine – « que le magnésium se trouve principalement dans les parties vertes des végétaux ». Cette croyance est la conséquence de l'idée erronée que les plantes utilisaient surtout le magnésium pour former la chlorophylle. Non, l'élément auquel je fais référence, se trouve principalement dans les graines et c'est pourquoi les aliments les plus riches en magnésium sont toujours des semences :

* cacao
* amandes
* noisettes
* soja
* légumes et céréales complètes.

En arrivant à ce point, les personnes qui ont l'habitude

d'étudier et celles qui ont une rapide faculté de compréhension vont trouver que je rabâche excessivement ce sujet. Mais, l'expérience de longues années, m'a démontré que ce que j'explique est si nouveau, si différent de ce qui a été dit jusqu'à maintenant, prend si au dépourvu, même les spécialistes de la question, qu'il y encore beaucoup de gens qui refusent d'y croire. C'est pourquoi je considère, qu'eu égard aux nombreuses souffrances qui peuvent s'éviter, cela vaut la peine d'insister, même si cet écrit est beaucoup trop réitératif et si son style s'en ressent. Au fond, ce que je dis est si facile, si bon marché, si simple, qu'il y a des personnes qui refusent de croire qu'une affection qui donne du fil à retordre aux spécialistes du monde entier, et aux gouvernements, à cause des répercussions économiques qu'entraînent les traitements – très chers – et les invalidités qui s'ensuivent, soit la conséquence d'une chose en apparence si simple, comme le manque de magnésium. Par contre, d'autres qui ont mis le traitement à l'épreuve et vérifié les résultats, me disent : « Madame, vous avez répété l'histoire de l'œuf de Christophe Colomb ! »

Mes études, mes travaux sur l'arthrose, et heureusement, mes succès dans le traitement de cette maladie sont le résultat d'un point de départ différent de celui qu'on avait l'habitude de prendre jusqu'à maintenant. Moi, je pense comme une chimiste, parce que ma formation de base est la chimie. J'ai consacré ces dernières années à l'étude de la Biochimie et de la Biologie moléculaire et j'ai eu la chance d'étudier durant sept ans ou plus, l'Agriculture, les Engrais, et la nutrition animale parce que durant ces années, j'ai appliqué mes connaissances à la direction d'une propriété agricole de mon mari. Ensuite, après avoir été Professeur de Sciences Naturelles dans un lycée, je me suis consacrée à la Diététique. Cette étude de plusieurs disciplines scientifiques m'a donné une formation plus encyclopédique que de spécialiste et m'a permis de pouvoir relier entre elles diverses connaissances inter-disciplinaires et d'arriver aux conclusions que je vous ai exposées.

Ce qui constitue, la plupart du temps, un grand avantage – la grande spécialisation des médecins et des scientifiques d'aujourd'hui – peut amener à ne point établir de relations entre certains faits et leurs résultats. En effet, beaucoup de personnes sont comme encagées dans leur spécialité, et sont écrasées par la quantité de renseignements et de connaissances, revues, travaux, publicités qui, comme une cascade, arrivent journellement sur leur bureau. Et si elles peuvent à peine jeter un coup d'œil sur la documentation qui leur arrive se rapportant à leur spécialité, comment vont-elles se mettre à étudier ce que les agriculteurs, nous faisons dans les terres cultivées ? (Ana Maria Lajusticia a étudié la biochimie agricole).

Voilà pourquoi le problème de la carence en magnésium est si grave. Si une personne veut s'informer et prend un livre sur la culture des terres, elle lira : « ... que presque tous les sols sont riches en magnésium » et que : « cet élément est restitué aux terres par le fumier ». Si elle prend un livre sur la nutrition, et j'en possède entre autres, trois très importants, représentatifs d'autant de pays, un allemand, un américain et une encyclopédie – récente – française, elle verra affirmer que : « ... si l'on a un régime alimentaire équilibré les besoins journaliers en magnésium sont amplement couverts ».

Je répète que cela n'est pas vrai. Cela a cessé de l'être il y a relativement peu d'années mais quand les gens écrivent un livre, ils le font en se basant sur les renseignements que leur donnent les traités antérieurs et ainsi ils se transmettent la bourde. Aujourd'hui, ce qu'ils disent à propos du magnésium, j'affirme que ce n'est pas certain.

L'arsenal défensif de l'organisme

Comme je l'annonçais à la fin du chapitre : « Qu'est-ce que l'arthrose ? », je vais essayer d'expliquer la corrélation qui existe entre l'affaiblissement des systèmes défensifs de l'organisme humain et la manifestation de l'arthrose.

La défense des animaux supérieurs contre les corps étrangers qui entrent dans leur organisme – bactéries, virus, protéines, cellules mutantes – est basée sur ce qu'on appelle la réponse immunisante. Elle compte sur l'aide :

1°) de certains globules blancs,
2°) de substances protéiques appelées anticorps ou im munoglobulines qui se trouvent dans le sérum sangin,
3°) et de quelques protéines appelées antigènes du système H.L.A. (Humain Leucocyte Antigène) que l'on appelle encore antigènes d'histocompatibilité.

L'immunité cellulaire

Elle est assurée par un certain type de cellules, les globules blancs, qui au nombre d'un billion environ (1012) se trouvent dans tous les tissus et circulent en général avec le sang. C'est le cas des globules appelés neutrophiles, éosinophiles et les macrophages dont la fonction essentielle est la phagocytose, c'est-à-dire, l'ingestion et la digestion des corps étrangers. Mais les cellules défensives les plus nombreuses sont les lymphocytes, petits globules blancs produits par la moelle osseuse et présents dans le sang, dans la lymphe et dans les tissus lymphoïdes, (ganglions lymphatiques, thymus, rate, etc...).

Les lymphocytes ont été divisés en deux grandes catégories. Les lymphocytes B, proviennent directement de la moelle osseuse (leur nom dérive de « bone » = os, en anglais) et leur fonction est de fabriquer des anticorps. Les lymphocytes

T s'appellent ainsi, parce que, après leur formation dans la moelle osseuse, ils passent par le thymus qui est un organe situé à la base inférieure du cou. On a appelé le thymus, « l'école des lymphocytes », parce que c'est dans cet organe et sous l'influence des hormones du thymus que les lymphocytes T se différencient et acquièrent leur spécialisation. Les fonctions de ces globules blancs sont multiples. Quelques uns servent de « mémoire » et aident à reconnaître un ennemi qu'ils avaient déjà rencontré ; d'autres envoient des « messages chimiques » pour attirer les macrophages sur les lieux d'une invasion et il y en a, parmi eux, une catégorie qui tue directement les cellules étrangères grâce à leur puissant arsenal chimique.

Très récemment on a découvert d'autres cellules lymphoïdes qui ont aussi une activité destructrice, ce sont les cellules K (de « Killer », en anglais : assassin) qui tuent leur proie à l'aide d'anticorps et aussi les lymphocytes NK (natural killer) qui agissent d'une façon non spécifique sans l'aide d'anticorps et qui, sans doute, sont impliquées dans la défense de l'organisme contre les cellules anormales du genre mutant qui peuvent être à l'origine de cancers. Cette dernière fonction s'appelle vigilance immunisante.

L'immunité humorale

Le corps humain de l'adulte dispose de plusieurs billions de molécules d'immunoglobulines (ou anticorps) qui circulent dans les humeurs du corps : le sang et la lymphe. Ces substances, qui sont des protéines, se présentent sous deux types : les immunoglobulines spécifiques et les non-spécifiques.

Les facteurs humoraux spécifiques

Ce sont essentiellement les « anticorps-circulants », protéines spécialisées, sécrétées par certains lymphocytes et capable de se combiner avec les antigènes qui sont des substances étrangères à l'organisme et appelées aussi toxines. Les anticorps appartiennent tous à la famille protéique des gammaglobulines (appelées aussi immunoglobulines). Ces protéines sont formées par quatre chaînes peptidiques. Deux pesantes, d'un pm 50.000 et deux légères d'un poids moléculaire égal 25.000. Il existe divers types d'anticorps et leur rôle est triple. En effet, ils identifient l'antigène envers lequel ils sont spécifiques ; ils activent les facteurs humoraux non spécifiques appelés « compléments »; ils ont une action de neutralisation directe sur les toxines bactériennes et certains composants des virus.

Les facteurs humoraux non-spécifiques

C'est un groupe de onze protéines du plasma sanguin, connu sous le nom de « complément ». Il n'a pas d'action spécifique sur tel ou tel antigène mais il se met en branle-bas de combat quand un anticorps a identifié un antigène. En fait, ce qui se passe, c'est que les composants du complément attaquent seulement quand un anticorps s'est uni à un antigène. On dit que l'anticorps fixe le « complément » sur l'antigène. C'est alors que chaque protéine a un rôle bien défini et que se déchaîne un cycle de réactions qui arrivent à perforer l'enveloppe extérieure de l'envahisseur, et, criblé de trous, le microbe meurt.

Ces types de défense de l'organisme que nous venons de mentionner sont régis par un groupe de gènes situés sur le chromosome 6. Cette dotation génétique définit, d'une certaine façon, l'identité immunologique de chaque individu, c'est-à-dire sa capacité de résister aux agents infectieux. Cette capacité étant un patrimoine génétique, c'est-à-dire héritée de nos parents, est variable d'un individu à un autre.

Le système H.L.A.

Il existe à la superficie de toutes les cellules de l'organisme, sauf pour les globules rouges, des molécules protéiques qui sont pour une personne aussi spécifiques que ses empreintes digitales, car elles sont identiques pour toutes les cellules d'un individu mais variables d'une personne à une autre. Ces protéines constituent « les antigènes du système HLA » (humain leucocyte antigène), appelées ainsi car elles furent mises en évidence, pour la première fois, dans la membrane des leucocytes.

Ces antigènes, appelés aussi antigènes d'histocompatibilité (compatibilité des tissus) sont ceux qui déterminent l'acceptation ou le rejet d'une greffe et aussi la destruction des cellules mutantes qui peuvent donner des cancers. Les gènes qui codifient le système HLA sont aussi ceux qui règlent les inter réactions entre les lymphocytes B, les lymphocytes T et les lymphocytes macrophages. Eux aussi, se trouvent sur un fragment du chromosome 6 qui a pour mission de codifier les substances par lesquelles se reconnaîssent toutes les cellules d'un même organisme et par lesquelles elles identifient les cellules étrangères.

Les maladies du système immunitaire

De nombreuses maladies sont le résultat de déficiences ou d'un fonctionnement anormal du système immunitaire. Elles peuvent être d'origine génétique, acquises ou provoquées par des drogues et des médicaments, (maladies iatrogènes) à tous les âges.

Dans les maladies d'auto-agression, ce sont les cellules de l'organisme lui-même qui s'attaquent entre elles et bien que les causes, la plupart du temps, soient inconnues, on croit que, dans quelques cas, le problème est d'origine médicamenteuse. Quelques types de rhumatisme appartiennent à ces maladies dénommées d'auto-agression.

Ce que nous savons aussi, en plus de ce qui vient d'être exposé, c'est que le vieillissement s'accompagne d'une baisse immunitaire concernant spécialement les cellules T. Ces manquements dans la réponse immunologiques de l'organisme sont à l'origine de l'accroissement de la sensibilité aux maladies des personnes âgées.

Et bien, si j'ai expliqué ici, avec un certain luxe de détails les connaissances que nous avons sur les systèmes défensifs de notre corps, c'est pour que vous vous rendiez compte, que tous, absolument tous : les cellules ou les globules blancs, les anticorps et les antigènes d'histocompatibilité, sont des protéines.

C'est pourquoi je vous rappelle que ce qui est nécessaire à la formation des tissus et des cartilages de notre organisme : – protéines et magnésium – est absolument indispensable à la formation des anticorps.

La plus grande vulnérabilité face aux infections qui se manifeste, très fréquemment, chez les personnes qui ont une arthrose accusée, est due à cette cause.

Comme d'autre part, les enzymes (anciennement appelées ferments digestifs) sont aussi des protéines, sont éclaircies à leur tour la « formation des gaz » et la sensation de lourdeur après les repas. La digestion ne pouvant fabriquer ces protéines en quantités suffisantes, une partie des aliments fermente et produit les gaz qui sont à l'origine du ballonnement du ventre. Et ceci s'ajoute, aux spasmes dus aux problèmes de repolarisation de fibres nerveuses et de cellules musculaires, causés par une déficience en magnésium.

La décalcification

L'un des travaux présentés au IIème Symposium Mondial sur le magnésium, par les Docteurs BODELL, J. JOWSEY et ARMAND de la Clinique Mayo de Rochester (Minn.) explique, que depuis longtemps, on sait qu'une hypomagnésémie entraîne une hypocalcémie dans le squelette. Cette déficience secondaire de magnésium avait été détectée dans l'homme et avait été ensuite, induite dans divers groupes d'animaux, parmi eux, des chiots.

BUNCE et KING, de Blasksburg (Va. Etats-Unis), présenta aussi un rapport dans lequel il explique qu'en donnant à un groupe de rats, une alimentation pauvre en magnésium, apparaissent dans les reins de ces animaux des concrétions de phosphate calcique et de substances organiques non séparables par dialyse.

Dans un autre aspect de la question, c'est-à-dire, dans la désagrégation et la dissolution des concrétions calciques et des calculs d'oxalate sous l'action de composés du magnésium, on présenta les rapports du Docteur Rapado de Madrid qui cite trois cas d'hypomagnésémie associée à de la néphrocalcinose dans les reins avec un excès de calcium dans les urines.

Tous ces processus pathologiques revinrent à la normalisation avec une thérapeutique à base de magnésium et sans supplément de vitamine D.

Le troisième patient traité, avait une hypertension artérielle avec des dérèglements du métabolisme du calcium dans le squelette. Ce médecin explique que l'on doit tenir compte de l'hypomagnésémie quand il y a une calcification dans les reins.

Les docteurs THOMAS, DESGREZ et MONSANJEON de l'hôpital Cochin de Paris, présentèrent un travail sur l'action de l'acétate de magnésium comme agent inhibiteur de la formation de calculs d'oxalate calcique et agent dissolvant des calculs déjà existants.

Ces médecins français résument leur rapport en expliquant que, par l'administration de 300 mg ou plus par jour, au malade, non seulement on a obtenu un effet stabilisateur de la lithiase oxalique mais qu'en plus, on a obtenu la complète ou partielle disparition des calculs dans des cas déterminés. Ces résultats furent confirmés par de successifs examens aux rayons X.

Dans ce symposium et dans d'autres congrès et tables rondes célébrés depuis, on a présenté de très nombreux travaux qui établissent une relation entre la déficience en magnésium et la décalcification du squelette et des dérèglements du métabolisme du calcium qui conduisent à la perte de ce cation par les urines et à la calcification des reins, des cartilages (ou chondrocalcinose) et des artères.

Pour ma part, j'ai traité un cas spectaculaire que j'expliquerai dans un autre chapitre dans lequel je raconterai les problèmes résolus au cours de mon travail de diététicienne. Une femme relativement jeune, quarante ans environ, qui était sur le point de mourir étouffée à cause d'une calcification presque totale des poumons, récupéra la ventilation de ses poumons au bout de dix mois de traitement au chlorure de magnésium. Presque toutes les personnes qui sont venues me voir avec des problèmes de décalcification du squelette avaient une forte déficience de magnésium ou souffraient d'une déficience chronique ancienne.

Origine des dérèglements arthritiques

Dans ce que j'ai expliqué jusqu'ici, vous avez pu lire que l'arthrose est la conséquence d'une manque de protéines, de vitamine C ou de magnésium dans le régime alimentaire. Dans les cas que j'ai traités j'ai constaté que l'une ou l'autre de ces carences peut conduire à la détérioration du cartilage et aux problèmes qui l'accompagnent, décalcification et spondylose.

Le manque de protéines est patent chez les personnes qui prennent au petit déjeuner un café avec un peu de lait ou des fruits et font le soir un dîner qu'elles jugent très sain parce qu'il est à base d'un plat de légumes ou d'une soupe et de fruits.

Dans ce régime alimentaire relativement courant, parmi les personnes âgées, ou chez d'autres plus jeunes qui ont entendu dire que « les fruits et les légumes sont très sains », il manque des aliments protéiques au petit déjeuner qui est le premier repas de la journée venant après le jeûne relativement prolongé de ces personnes qui dînent tôt et se lèvent tard, comme c'est fréquemment le cas chez les individus souffrant d'une arthrose avancée et chez les personnes âgées. Comme il est, en plus, très courant dans notre pays (en Espagne) que le déjeuner ait lieu à deux heures de l'après-midi, vous pouvez vous-même tirer la conclusion que cette manière de s'alimenter est incorrecte. Mais les dîners sans protéines ou avec bien peu de protides sont aussi très fréquents, soit pour la raison mentionnée ci-dessous chez les personnes qui ont entendu dire que dîner seulement de légumes et de fruits est très sain, soit parce que certaines personnes craignent de mal dormir si le dîner est « lourd », soit parce que ne voulant pas manger de viande le soir, elles la réservent, ainsi que le poisson et les œufs, pour le déjeuner et sautent le plat protéique du dîner, convaincues qu'elles font un bon choix.

En liaison avec ce que je suis en train d'expliquer, j'ai le souvenir d'un monsieur assez âgé, avec une arthrose très accusée et qui avait un squelette totalement décalcifié et extraordinairement vieilli. Un chirurgien d'une renommée mondiale et qui était en plus un homme extraordinaire et un bienfaiteur de l'humanité, lui avait fait une opération.

Quand ce médecin mourut, ce patient fut encore opéré par un disciple connu du premier spécialiste des os. Ensuite, il vint me voir et je lui ai demandé de m'expliquer quelle était son alimentation de chaque jour. Il me répondit :

« Un café coupé d'un peu de lait pour le petit déjeuner ; le déjeuner que l'on fait habituellement en Espagne, c'est-à-dire un hors-d'œuvre et ensuite viande ou poisson suivi de fruits. Au dîner je prends grand soin de ne manger que des légumes et des fruits. »

« Quelle est votre profession ? » lui demandai-je.

« Ingénieur » me répondit-il.

« Alors vous avez étudié la chimie, vous êtes susceptible de me comprendre et je vous expliquerai ce qui peut provoquer l'arthrose et que ceux qui lisent mes livres savent déjà... »

« Comme vous avez raison » me dit-il à la fin, « et que peu d'importance nous donnons aux repas, alors qu'ils nous fournissent, ou ne nous fournissent pas, les aliments nécessaires pour que notre métabolisme soit correct ! »

Un cas semblable à celui-là, d'une certaine manière, est celui d'un religieux qui avait de l'arthrose et qui m'expliqua qu'il avait commencé à prendre du magnésium de sa propre initiative. Puis n'ayant pas remarqué d'amélioration et comme le magnésium lui répugnait, il avait cessé d'en prendre. En me racontant son histoire, il me dit qu'il y a une vingtaine d'années, dans un couvent en Espagne, il souffrait d'arthrose. Il partit quelques temps en mission dans un pays d'Amérique Centrale et curieusement ses douleurs disparurent, pour recommencer à nouveau au bout de quelques temps après son retour dans notre pays !

« Expliquez-moi, » lui dis-je, « quel est actuellement votre petit déjeuner, votre déjeuner et votre dîner ».

« Un café au lait ; un déjeuner normal avec viande ou poisson et un dîner très léger à base de soupe ou de légumes et un fruit. »

« Et que mangiez-vous au Guatemala ? »

« Deux œufs, du jambon et un jus de fruit pour le petit déjeuner ; poisson et fruits au déjeuner et au dîner » fut sa réponse.

Lui ayant déjà expliqué ce qu'est l'arthrose, je lui dis : « Mais remarquez, donc l'importance du régime alimentaire dans la régénération des cartilages. Quand vous viviez en Amérique et mangiez correctement, vous affirmez vous-même que vous ne ressentiez pas de douleurs. Quand vous êtes revenu en Espagne et que vous avez recommencé à faire un mauvais petit déjeuner et un repas du soir incomplet, l'arthrose a réapparu ».

Je l'ai enseigné à faire trois repas équilibrés et je suppose que, comme lorsqu'il était au Guatemala et mangeait bien, il se sera rétabli.

Pour convaincre ce genre de personnes de la nécessité de dîner d'une manière correcte et équilibrée j'ai l'habitude de leur présenter des considérations de ce genre :

« Réfléchissez. Quand votre corps est assis, le poids de la tête et du tronc gravite sur les cartilages de la colonne vertébrale et des hanches. Quand vous vous levez, vous écrasez en plus les cartilages des genoux et des pieds. Tout au long du travail journalier, vous usez les articulations des épaules, des coudes et des mains. Mais quand vous vous couchez, les disques de cartilage de votre colonne vertébrale et les diverses articulations de votre corps qui ne supportent plus de poids sont, précisément, dans la meilleure position mécanique pour être régénérés. A ce moment-là, cette régénération est seulement possible, si le sang apporte les matériaux avec lesquels le cartilage nouveau est fabriqué : protéines, magnésium et vitamine C. Dans un repas à base de fruits vous avez cette vitamine ; si je vous donne le magnésium dont vous avez besoin, vous aurez aussi la quantité nécessaire de cet élément mais si vous ne mangez pas d'aliments protéiques, vous n'aurez pas les amino-acides qui sont les chaînons des molécules de collagène. Pour faire une grossière comparaison, c'est comme si, dans la construction d'un immeuble, vous aviez les plants et le mortier mais qu'il vous manquerait les briques. »

D'autres fois, le manque de protéines est dû à un régime végétarien mal établi et suivi pendant de longues années. Nombreuses les personnes qui sont venues me trouver, qui avaient eu d'abord des problèmes de santé, en général à cause d'une déficience en magnésium et qui, après avoir suivi quelque temps un régime végétarien, ressentaient une notable amélioration. C'était logique car, parmi les aliments qui prédominent dans ce type de régime, on trouve le soja, les amandes, les noisettes et les noix, les céréales intégrales, les dattes, les figues et autres fruits secs. Sans peut-être même le savoir, elles sont venues à une diète en aliments riches en magnésium et beaucoup de symptômes dus à la carence de ce minéral disparaissent. Leur état général s'améliore, les douleurs de l'arthrose s'adoucissent et, fabriquant davantage d'anticorps, elles résistent mieux aux infections telles que les bronchites et les rhumes. Mais qu'arrive-t-il ensuite ? D'abord, si le régime n'est pas bien planifié elles consomment leurs réserves de protéines. Elles se trouvent alors devant quelque problème de santé, pensent à ce moment-là que le régime végétarien, « plus il est strict, meilleur il est » et elles commencent à supprimer les œufs, le fromage, le lait et orientent leur alimentation chaque fois plus vers les céréales, les fruits et les légumes. Je n'ai pas besoin de répéter qu'elles ont restreint dangereusement les apports de protéines et, au bout d'un ou deux ans de cette diète incorrecte, le dépérissement de leur squelette est extraordinaire ; il est fréquent que la fragilité de leurs vaisseaux capillaires provoque des hématomes et qu'elles contractent facilement des infections. Dans ces cas-là je me heurte parfois au problème des personnes qui ont consulté quelques « yogis » ou « gurus » ou même des « experts en diététiques » ou des « naturopathes » sans aucune base scientifique, tous opposés à la viande et au poisson, et je ne peux pas les convaincre de suivre un régime correct. D'autre part, ces personnes ne fabriquent plus suffisamment d'enzymes digestives qui sont elles-même des protéines et commencent à mal digérer, surtout si elles prennent un aliment auquel elles ne sont pas habituées. Alors, elles refusent catégoriquement de manger de la viande ou du poisson. Je conseille à ces personnes de recommencer à en prendre petit à petit pour qu'elles accoutument à nouveau leurs corps à digérer ces aliments. Mais très souvent, je me trouve comme devant une espèce de blocage mental, devant un refus total des aliments qui, dans nos pays occidentaux sont les sources courantes de protéines : viande, poisson, œufs et fromage.

On leur a dit qu'ils sont contaminés qu'ils sont cancérigènes et elles le croient et ne raisonnent plus. Cependant elles consomment des confitures contenant des colorants qui, eux, sont des substances bien connues pour engendrer des mutations génétiques, qui sont des cancérigènes potentiels et cela ne les préoccupe pas ! Elles se teignent aussi les cheveux, bien que nous sachions qu'il y a beaucoup de colorants capables de provoquer des altérations de l'ADN ! Et il y a, parmi ces naturistes à outrance et désaxés, ceux qui s'exposent au soleil abusivement, alors que nous savons parfaitement comment les rayons ultraviolets, les rayons X et la radiation gamma, agissent par la dimérisation de la thymine et entraînent des mutations du code génétique et des cancers parce que les changements occasionnés à l'ADN déclenchent la formation de cellules atypiques.

A l'opposé de ces régimes végétariens outrés, j'ai rencontré un horticulteur de Valence dont le squelette était devenu, d'une certaine façon, célèbre dans la clinique de cette ville par l'extraordinaire vieillissement prématuré qu'il présentait.

Comme je lui expliquais que l'arthrose est la conséquence d'un manque de protéines, de magnésium ou de vitamine C, sa femme qui m'écoutait attentivement, me demanda :

« Mais où se trouve à l'état naturel la vitamine C ? » « Dans les fruits et les légumes crus » lui répondis-je. « Alors, » s'exclama-t-elle, « mon mari doit manquer fortement de cette vitamine, car il ne veut jamais manger rien de cru ! Il a trop peur ! »

Lecteurs, n'êtes-vous pas interloqués de voir qu'un maraîcher ne veut pas manger des produits de son jardin ?

Le refus de ce jardinier de Valence s'explique parce qu'il savait lui, comment l'on traite les fruits et les légumes qu'il allait vendre au marché. Lorsque j'étais enfant, les pommes et les fruits avaient des taches, des piqûres, des tares et parfois même des vers. Aujourd'hui les pommes sont lisses, sans une tache, sans une bestiole. Mais comment a été obtenu ce miracle, qui n'est qu'un miracle d'apparence ? A grands efforts de traitements chimiques et encore de traitements chimiques ; contre les insectes, contre les champignons, et à tous les stades de la croissance du fruit ! Vous devez savoir que les agriculteurs qui vont asperger leurs récoltes doivent être parfaitement protégés par des masques, des gants et des vêtements appropriés contre la toxicité des pesticides utilisés dans l'agriculture. Vous devez savoir aussi que sur tous les récipients contenant ces produits on indique ce qu'il faut faire en cas...d'empoisonnement.

Mais revenons aux origines de l'arthrose en liaison avec la carence en vitamine C. J'ai aussi rencontré des personnes qui ayant souffert d'un typhus ou d'une colite ont peur de manger des fruits et des légumes crus, consomment tous ces aliments bouillis ou en compote et font cuire les pommes. Ces personnes-là devraient recommencer à manger peu à peu des légumes crus ou pressés, des jus d'orange, de citron, de pamplemousse, de tomate ou un mélange de jus de divers légumes ou fruits avec des carottes. Mais, bien entendu – et c'est ainsi que je le fais moi-même – je conseille à tout le monde :

Premièrement de savonner et deuxièmement de bien rincer, tous les fruits et les tomates que vous allez manger ou passer au presse-fruits avec leur peau.

Cette carence en vitamine C donne parfois à l'arthrose des symptômes du scorbut. Une personne qui a les cartilages très abîmés peut avoir des gencives qui se rétractent, saignent et des dents qui se déchaussent. Cela m'est arrivé personnellement vers l'âge de quarante ans. Depuis, mes gencives se sont fortifiées, ont cessé de saigner et mes dents restent bien en place. La même chose arriva à une personne de ma famille. Une de ses dents tomba. Le dentiste ne voulut pas lui en mettre une postiche parce que les autres remuaient et il lui dit qu'elles suivraient toutes le même chemin. C'est justement à cette époque qu'elle commença à prendre du magnésium et à faire un petit déjeuner correct. Et aujourd'hui, âgée de plus de soixante-dix ans, elle conserve le reste de sa denture qui s'est à nouveau bien fixée, alors que plus jeune, ses dents dansaient légèrement dans leurs gencives décharnées.

Durée du traitement

La régénération du cartilage dans le traitement de l'arthrose que je suggère, dure environ deux ans. Sa durée est en rapport avec l'âge du patient.

Une personne de moins de trente cinq ans, souffrant d'une arthrose importante, à condition qu'elle n'ait pas d'os déplacé, au bout d'un an seulement, manifeste, en général, qu'elle se trouve bien. Quand on est plus âgé une amélioration se fait sentir entre quatre et dix mois mais la régénération du squelette dure deux ans ou même deux ans et demi chez les personnes d'un âge avancé. La lenteur du processus dépend du « turnover » du cartilage et des os qui est de deux ans. C'est pourquoi on ne peut demander de rapides améliorations.

Parfois, lorsqu'une personne a une notable déficience en magnésium, si on lui prescrit ce minéral, en quelques semaines disparaissent les symptômes secondaires qu'entraîne une carence de cet élément et mieux encore si, avec le magnésium, on lui a recommandé de prendre de la lécithine. Cet aliment riche en phosphore est idéal pour le système nerveux et la reminéralisation du squelette. En plus, comme je l'ai dit il a la faculté d'aider à la digestion des graisses et de dissoudre les grumeaux graisse-cholestérol du sang. Bien souvent, je m'aperçois que ceux qui ont une carence importante de magnésium digèrent mal et ont des problèmes de système nerveux. La lécithine complète l'effet bénéfique du magnésium. De telle façon que, parfois, je me trouve en face de personnes qui, ayant suivi deux mois seulement mon traitement, viennent me voir enchantées et déclarent leur enthousiasme à ceux qui m'entourent. Je leur répète que c'est un coup de chance et qu'elles peuvent encore avoir des douleurs arthritiques car la régénération du cartilage ne se fait pas en si peu de temps. En revanche, il est vrai qu'au bout de quelques semaines, peuvent cesser les crampes, l'anxiété, la dépression qui sont dues à une déficience de magnésium.

Quand il y a scoliose ou hiperdorlose, c'est-à-dire quand la colonne vertébrale se courbe latéralement ou s'incurve trop à la ceinture, l'usure des disques intervertébraux est inégale puisque ne sont plus parallèles les deux vertèbres qu'ils séparent.

Le problème n'arrive pas alors à une solution parfaite, mais, tout de même, la croissance du cartilage augmente la séparation des os et diminue les risque de pincements, et, en même temps, la lubrification s'améliore.

Quand l'arthrose affecte singulièrement la région cervicale, les tractions et une gymnastique qui tend à séparer les vertèbres et à fortifier les muscles du cou, sont une aide très intéressante, de même que les massages bien faits qui relaxent les muscles du dos et leur donnent du tonus.

En plus d'un régime alimentaire correct et de l'apport de magnésium (s'il y a carence de ce dernier), l'arthrose des pieds et des genoux doit être soignée par des bains tièdes dans lesquels on a ajouté du sel marin non raffiné et du chlorure de magnésium. S'il y a présence de varices, il est important que les bains ne soient pas chauds, mais à température du corps. Il est idéal de se sécher ensuite à la chaleur d'un poêle ou avec un sèche-cheveux, mais attention **rappelez-vous que l'eau salée est conductrice de l'électricité et prenez la précaution de ne pas brancher la prise d'un appareil électrique avec les pieds nus sur le sol ou les mains mouillées, au cas où se produirait un mauvais contact.**

L'arthrose qui affecte les hanches est la plus difficile à soulager et, peut-être, celle qui répond le plus lentement au traitement. Quand sur les radiographies on voit le fémur enclavé dans l'os coxal et tout autour, une zone où l'os a l'aspect détruit, nous devons tenir compte de ce fait. En effet, c'est précisément à l'endroit où les matériaux que doit apporter le sang pour reconstruire l'os, le cartilage et fabriquer le lubrifiant, que l'irrigation sanguine, gênée par la dégénérescence de l'os et parce qu'il n'y a pas de passage dans la jointure de l'articulation, est la plus faible. Alors j'ai l'habitude de conseiller aux personnes qui ont les hanches abîmées qu'après avoir suivi un an mon traitement, elles commencent à remuer leurs articulation, étendues sur le dos, dans leur lit, et que, sans forcer, lentement, elles s'appliquent à obtenir une plus grande mobilité et une plus grande séparation des jambes. Ensuite, au bout de deux ans, l'idéal est d'aller au « Mar Menor » près de Murcie, ou à un autre endroit où l'eau ne soit pas froide et pendant le bain essayer d'obtenir une plus grande mobilité. Ce complément du traitement apporte trois avantages. Lorsqu'on flotte dans l'eau les mouvements se font sans écraser la tête du fémur. Les bains marins tièdes sont très bénéfiques par l'apport des minéraux – parmi eux le magnésium – que l'eau de mer contient et que le peau absorbe par osmose. Enfin, les bains de soleil sont très bons pour la calcification des os parce que les rayons ultra-violets permettent à l'organisme humain de former la vitamine D.

Mais je rappelle que, même s'ils sont favorables, on doit les prendre avec beaucoup de modération. En fait les rhumatologues sont arrivés à la conclusion que le meilleur traitement de l'arthrose est la balnéothérapie. Mais, pour ma part, je peux préciser que ces bains conviennent bien quand les eaux sont riches en magnésium et pratiquement ne servent à rien s'il n'y a pas ce minéral. Me le confirment les personnes qui viennent me voir. Les unes me disent : « Je suis revenue de telle station balnéaire en bien meilleure santé » et d'autre racontent qu'elles allèrent à une autre station et en sont revenues comme si on les avait rouées de coups. Comme anecdote je peux vous raconter qu'un rhumatologue, très renommé de Barcelone et connu pour le tarif élevé de ses traitements à base d'infiltrations dans les articulations douloureuses, va, lui, prendre des bains dans une station balnéaire. Naturellement les bains d'eau de mer dans les endroits où elle est tiède sont très recommandables car l'eau de mer contient près de un pour cent de magnésium et il y a des zones où abondent les diatomées dont la coque contient une concentration notable de cet élément. Les boues marines de ces endroits conviennent bien pour en couvrir le corps et ont une influence curative, de même que les bains de sable chaud. Curieusement, il y a encore beaucoup de personnes qui pensent que le mieux que l'on obtient par l'utilisation de l'eau, des boues et du sable marins est dû à l'iode qu'ils contiennent. L'iode serait efficace pour des problèmes de thyroïde, de cellulite ou de certains types d'obésité, mais dans le cas de l'arthrite et de l'arthrose, c'est à l'action bénéfique du magnésium que l'on doit l'amélioration.

Tout au long de mes recherches, j'ai pu constater que la quasi totalité des médecins qui traitent l'arthrose, ne cherchent pas à savoir qu'elle est l'alimentation habituelle de leurs patients. Cela, je l'ai remarqué dans mon cas particulier et chez les personnes qui m'expliquent leur problème. Et pourtant, c'est le principal ! Que le magnésium soit pris par la voie orale ou par osmose dans des bains, il ne peut résoudre la détérioration des os et des cartilages si la diète n'apporte pas les protéines nécessaires à la fabrication du collagène et le problème n'aura pas de solution s'il y a encore une carence de vitamine C.

De toutes façons, même dans les cas d'arthrose des hanches je peux vous assurer que l'amélioration est évidente. Certains même la qualifient de miracle et, venant me voir, me disent à peu près ceci :

– Madame, dans la région où je vis (Vich, Bânolas...) je sais que vous avez réalisé ce que l'on pourrait appeler « un miracle » mais je n'en demande pas tant, seulement que vous soulagiez mes douleurs et que « la maladie » n'avance pas...

Même en parlant avec la modération que je viens d'exprimer ces personnes me mettent devant une difficulté et ma réponse est à peu près la suivante :

– Des miracles, Madame, je n'en fais pas, et encore moins à court terme, mais je vais vous indiquer ce que, vous, vous devez faire pour régénérer votre cartilage et fabriquer les protéines qui redonneront de la vitalité à vos os et feront de votre synovie un meilleur lubrifiant.

Presque toujours, elles me rétorquent qu'on leur avait dit : « ... que le cartilage une fois usé, ne pouvait pas se reformer ». Ce que moi-même d'ailleurs j'avais toujours entendu. Je leur réponds qu'il peut se reconstituer, comme n'importe quel autre tissu, mais plus lentement à condition que l'organisme lui apporte les matériaux dont il est constitué.

Ce qui frappe mon attention, ainsi que celle de beaucoup de personnes qui me l'ont manifesté, c'est que les médecins en général ne se soient pas mis à réfléchir sur les causes profondes de l'arthrose, alors que c'est un mal qui, comme le démontrent les statistiques, avance d'une manière ahurissante dans les pays développés et atteint chaque jour d'avantages des personnes plus jeunes. Par contre, il y a à peine cinquante ans, l'arthrose ne constituait pas un problème social comme elle l'est devenue dans l'actualité. Il y avait peu de personnes affligées de ce mal et c'était en général, des personnes âgées qui, par manque de moyens économiques, ne pouvaient pas manger correctement.

Puisque c'est un problème imputable à notre civilisation actuelle, il faut réfléchir à ce qui a changé dans notre alimentation. Celle-ci, au moins dans les pays occidentaux, est en apparence plus correcte, plus riche en protéines que celle de nos aïeux. Alors, il faut approfondir notre pensée et chercher ce qui a pu changer dans nos aliments, et, en suivant tous les maillons de la chaîne, arriver au sol, à la terre nourricière, mère des céréales, des fruits, des légumes et des fourrages qui alimentent notre bétail.

Et cette terre, oui, nous l'avons changée !

Et nous l'avons fait, nous les agriculteurs, mal conseillés par les Organismes Agricoles qui nous recommandent des amendements de la terre cultivable incomplets. Ces Organismes, à leur tour, ne sont pas responsables du mal qu'ils ont engendré car les livres scientifiques de fumure des sols disent que : « ... en général, toutes les terres de labour sont riche en magnésium ».

Mais ceci n'est plus certain.

Et je l'explique dans la monographie que j'ai éditée, consacrée au magnésium.

Autres moyens pour soulager l'arthrose

Nous en avons déjà mentionnés quelques-uns que nous pouvons qualifier de « mécaniques » comme les tractions et les massages ; d'autres sont physico-chimiques comme les bains de mer. La chaleur convient toujours, car en provoquant une vasodilatation, elle facilite l'irrigation sanguine de la partie du corps affectée.

Il est très important aussi de se maintenir au poids idéal correspondant à notre stature et à notre constitution. Par bonheur les régimes d'amaigrissement bien compris sont basés sur une réduction des calories mais maintiennent une ingestion convenable de protides qui, consommés en quantités correctes, sont précisément les aliments qui ne font pas grossir. Mais il faut enseigner ces patientes à manger d'une manière équilibrée parce que j'en entends beaucoup me dire : « Comme l'on m'a dit que je dois maigrir, je fais un petit déjeuner très léger à base d'un café coupé de lait et aux repas, si je sens que je n'ai plus faim après le premier plat, je saute le plat de viande que, d'ailleurs avec ce que l'on dit sur les hormones… etc. je préfère ne pas manger ».

Total, elles ne prennent pas de petit déjeuner, se bourrent de riz et de fruits au déjeuner et leur dîner est bien souvent du même style. Cette façon de sauter le plat de viande est très courante chez les femmes. Peut-être le font-elles pour en donner une plus grande quantité à leurs enfants. Peut-être ne sont-elles pas préparées à évaluer l'importance des protéines dans la diète. Maigrir, oui, mais en mangeant correctement pour qu'il y ait dans notre sang et nos cellules, les amino-acides nécessaires à la réparation de nos tissus.

Je crois aussi que je dois faire remarquer autre chose. Si les matelas modernes qui sont relativement durs conviennent pour la colonne vertébrale, il n'en est pas de même quand ce sont les hanches qui sont affectées.

Dans ce cas, la consistance du matelas se révèle trop dure pour ces articulations quand la personne se tourne sur le côté. Je recommande à ceux qui ont les hanches en mauvais état de mettre une couche de mousse de quatre ou cinq centimètres d'épaisseur sur le matelas et sous le drap de dessous, pour que, lorsqu'ils se retournent, la saillie de la hanche trouve quelque chose de malléable où se placer. Cette couche de mousse ne porte aucun préjudice par contre à l'épine dorsale, qui, tout de suite, ressent la fermeté bénéfique des matelas actuels.

Quelques exemples de cas que j'ai traités

Naturellement, je citerai les plus étonnants et vous verrez que, bien souvent, je ne suis pas informée directement des améliorations par la patiente qui était venue me voir d'abord.

Couramment, c'est une personne qui connaissait l'état dans lequel se trouvait un de ses amis, un voisin, un parent, qui ayant observé un grand changement chez celui-là, s'informe de ce qu'il a fait pour améliorer sa santé d'une telle manière et vient me voir. Le plus souvent je vois les consultants une fois et c'est tout. Sachant cela, je leur indique un traitement pour toute leur vie, sauf pour quelques cas avec des complications et que je dois suivre d'un peu plus près.

Une fois, à Bilbao, vint me voir une femme de soixante et quelques années, avec une arthrose comme beaucoup d'autres et une histoire comme toutes les autres. Après lui avoir parlé et expliqué ce qu'elle devait faire et ne pas faire, etc... etc... elle ne s'en allait pas et à nouveau m'interrogeait et à nouveau j'expliquais. Et encore une fois revenait m'interroger et mes réponses chaque fois se faisaient plus courtes et je devais même laisser apparaître ma mauvaise humeur parce que d'autres patients m'attendaient et j'avais déjà employé pour cette personne le temps que j'utilise pour trois. Parmi ses questions, il y en avait une qu'elle me répétait toutes les minutes :

« Et vous croyez, Madame, qu'à mon âge, je guérirai ? » J'étais fatiguée de lui répéter que oui, qu'elle irait mieux, que j'avais traité beaucoup de patients de plus de soixante ans qui allaient bien mieux et quelques-uns d'une manière surprenante. Lassée de m'entendre demander toujours la même chose, à mon tour je lui répondis par une question :

« Mais, Madame, pourquoi donc êtes-vous venue me consulter ? » Et alors, je l'entendis dire :

« Eh bien, j'étais à la droguerie, me plaignant de mes douleurs d'arthrose, quand la patronne m'a dit :

« Vous souffrez parce que vous le voulez bien. Dans ce quartier, nous avons eu une guérison extraordinaire. Une de nos clientes avait sa mère, de plus de quatre-vingts ans, percluse dans son lit. Pour sa mère, la fille alla consulter cette dame – et la droguiste lui donna mon nom – et au bout d'un certain temps la mère sortit à nouveau dans la rue au bras de sa fille, avec l'aide d'une béquille. Quelques mois plus tard nous l'avons vue avec sa fille mais sans canne. » Je lui ouvris alors la porte et lui dis :

« Et, c'est vous, Madame, qui me demandez avec tant d'insistance si vous pouvez aller mieux à votre âge ? »

Une autre cas semblable est celui d'une dame âgée, d'un village de la province de Santander qui, je crois, s'appelle Corrales. Des gens des environs commencèrent à venir et me disaient :

« Savez-vous que, Madame une telle, marche maintenant ? » Quelques mois plus tard, il en venait d'autres et me précisaient :

« Nous sommes venus parce que la dame de Corrales, maintenant, monte et descend les escaliers ».

Une autre de ces « miracles » eut lieu à Saragosse. C'était quand j'y donnais des conférences. Un jour, se présenta à moi un homme jeune avec deux béquilles. Il m'expliqua qu'il avait les os des hanches en très mauvais état et que les médecins ne voyaient d'autre solution que l'opérer. Mais, lui, savait que, même dans le meilleur des cas, il devrait se faire réopérer tous les dix ans, car les prothèses qu'on allait lui mettre ne pouvaient pas durer davantage. Je lui enseignai me méthode et quittai cette ville. Au bout de trois ans, quand j'y revins pour signer dans un grand magasin, un livre que je venais de publier, plusieurs personnes vinrent me voir par curiosité, pour savoir quel aspect avait cette femme qui avait guéri cet homme qui, avant, marchait avec des béquilles et maintenant n'en avait plus.

Quelques temps après vint me voir un Monsieur d'Alicante

et il m'expliqua qu'il avait fait le voyage parce qu'il avait connu Joseph Bartolomé – je crois me souvenir de ce nom – comme il avait vu que Joseph Bartolomé pouvait maintenant marcher seul et sans aide, il venait lui aussi, se mettre entre les mains de qui avait fait ce « miracle ».

Un autre cas curieux est celui d'un monsieur de soixante-dix ans et plus qui vint me consulter en Mars 1978 et qui revint se plaindre à la fin de cette même année qu'il avait encore des douleurs.

« Voyons, lui dis-je, n'auriez-vous pas noté quelques améliorations pendant ce temps ? »

« Evidemment que je vais mieux, » me répondit-il. « Ne vous souvenez-vous pas que j'étais venu vous voir avec une béquille, que je ne pouvais pas laisser et maintenant je marche sans rien… »

Des personnes qui ont abandonné leur canne, il y en a des dizaines ; qui ont abandonné deux béquilles, quelques unes.

Un autre succès remarquable que j'ai obtenu ne se référait pas concrètement à l'arthrose mais à une calcification des poumons. Ce fut aussi à Saragosse. Vint me voir une dame, d'une quarantaine d'années, veuve d'un Navarrais, très jolie, qui pour parler, devait faire un grand effort et donnait l'impression d'avoir un asthme très grave. Elle m'expliqua qu'elle avait le poumon gauche totalement calcifié à tel point qu'elle ne pouvait plus le ventiler et un quart seulement du poumon droit fonctionnait, le reste étant calcifié comme le gauche. Elle savait que lorsque se durcirait la partie du poumon qui était encore libre, elle mourrait dans une lente agonie.

J'étais saisie d'étonnement en l'écoutant. Seize médecins l'avaient visitée et tous lui avaient dit qu'ils ne pouvaient rien faire. J'écris aujourd'hui ceci pour qu'ils sachent, lorsqu'ils se trouveront devant un cas semblable que, oui, il est possible d'obtenir que les poumons se remettent à fonctionner.

Jusqu'alors, je n'avais jamais rencontré de cas similaire. Mais comme elle m'expliqua que j'étais son ultime recours, car elle avait essayé toute la médecine traditionnelle, je me résolus à lui dire :

« Je n'ai, Madame, jamais rencontré un cas semblable, et je ne peux vous promettre un résultat sensationnel, mais, puisque vous me dites que mon traitement est votre unique espérance, faites-le bien et avec constance, parce que en plus il sera très long, et espérons. »

A ce moment-là, je pensais en moi-même que, puisque le magnésium avait résolu beaucoup de cas d'artério-sclérose, ce problème, en somme était aussi un durcissement des alvéoles par dépôt de calcium et que le magnésium pouvait l'éliminer. Je l'exposai ainsi à la pauvre dame pour qu'elle se rende compte que je n'agissais pas sans raison, mais avec un fondement logique. Je restais tout de même l'âme en suspens, en pensant à ce cas, car je n'étais pas encore allée au Canada où l'on fit plusieurs rapports sur la calcification des reins ou des artères, résolues positivement par l'utilisation de sels de magnésium. Au mois de Juin de l'année suivante – la visite s'était passée en Octobre 1975 – je reçus une nouvelle merveilleuse. La dame de Saragosse me téléphonait, en pleurant, qu'elle respirait avec ses deux poumons. On venait de lui faire un examen radiographique et ceux qui l'examinaient furent très étonnés de voir que les deux poumons fonctionnaient et qu'il ne restait plus que quelques petits foyers de calcification qui devaient se trouver à l'endroit où avait débuté ce phénomène ou aux endroits où le dépôt était le plus dense.

Je vais raconter encore un cas d'infection pour que l'on sache que, parfois, l'organisme lui-même se libère en toute simplicité de maladies qui paraissent très compliquées, à condition que ne lui manquent pas les éléments nécessaires pour former les anticorps.

Je crois me souvenir qu'une jeune fille de Bilbao avait quelques douleurs rhumatismales mais que son problème principal était une infection qui suppurait à l'aine par trois fistules. On lui avait déjà fait une opération des ganglions infectés de l'aine gauche et on avait dû lui pratiquer dix points de suture, ce qui montre bien que ce n'était pas une simple incision. Mais quand le chirurgien vit l'aine droite, il lui dit :

« Ma petite, je le regrette, mais ce que j'ai fait du côté gauche, n'est rien en comparaison de ce qu'il me faudra faire du côté droit. »

Se souvenant des souffrances qu'elle avait endurées pendant le mois passé à la clinique, ses cheveux se dressaient sur sa tête et elle vint me trouver.

Je la vis à nouveau au bout d'un an environ. Elle venait accompagner une autre personne à ma consultation. Elle me raconta qu'en un mois, son aine se guérit complètement. Je me rappelle le geste de ses doigts passant sur le dos de sa main gauche et elle me dit textuellement :

« En un mois, j'avais le ventre comme ceci. »

Parmi d'autres cas, celui d'une dame d'une quarantaine d'années qui, après m'avoir expliqué ses problèmes d'arthrose, me confia qu'en plus elle en avait un autre qui lui semblait, à elle, beaucoup plus grave. Elle avait une incontinence d'urine. On lui avait déjà fait deux opérations et, non seulement, il n'y avait pas de mieux, mais après les opérations son état avait empiré notablement. Au cours de mon interrogatoire, j'avais découvert qu'elle souffrait d'une importante déficience en magnésium. Or, j'avais obtenu d'excellents résultats dans des cas d'incontinence d'urine chez des hommes, lorsqu'elle était due à une carence de cet élément. Je lui indiquai le traitement et à peine trois ou quatre semaines étaient-elles passées quand elle revint et m'expliqua que les douleurs de l'arthrose ne l'avaient pas quittée mais qu'elles lui importaient bien moins, du fait que, maintenant, l'urine ne lui échappait plus.

J'étais en train d'écrire cela, quand j'entends la responsable du cabinet se mettre à rire. Elle me commenta que c'était parce que venait d'entrer un monsieur enthousiasmé qui s'exclamait à haute voix en s'adressant à ma fille, qui était là.

« Je suis un ressuscité, Mademoiselle, un véritable ressuscité !

» Et ma fille, sans la moindre émotion dans la voix, répondit :

« Ah, bon… » et continua tranquillement son travail.

Une autre fois, entre quelqu'un qui dit qu'il lui est arrivé un miracle, qu'on devait l'opérer et que maintenant, il va très bien. Un autre fait remarquer qu'il venait avant avec des béquilles et qu'il ne les a plus.

Les « miracles » et les « résurrections » on peut dire qu'il y en a un par mois et en général chez des personnes qui reviennent un an après être venues la première fois. Il est courant que les personnes qui viennent acheter selon une fréquence mensuelle, se plaignent au début « qu'elles ont encore des douleurs ». Mais elles disent se sentir mieux, avoir plus de courage, se fatiguer moins. Celles qui s'enrhumaient souvent ou avaient de la bronchite notent sur ce point un appréciable progrès.

Je conclus cet écrit en signalant une fois encore qu'il y a un nouvel espoir pour l'humanité qui souffre de l'arthrose. Contre ce qu'actuellement on croit « le cartilage usé peut se régénérer » . Dans le traitement, on n'utilise aucun médicament. Il n'y a pas le moindre danger de réactions secondaires. Et de plus, le traitement est très simple et très bon marché !

Vocabulaire

ARTHRITE :

nom générique des affections articulaires d'origine inflammatoire.

ARTHROSE :

inflammation chronique des articulations.

ACIDES GRAS ESSENTIELS :

« essentiels » parce que notre organisme ne peut les fabriquer et nous devons les trouver dans nos aliments. Le plus important est l'acide linoléique qui a dix-huit atomes de carbone et deux liasons non saturées.

ADN ou ACIDE DESOXYRIBONUCLIQUE :

C'est le composé qui se trouve dans le noyau de nos cellules et qui renferme le code génétique sous une espèce de langage chiffré de ses bases. Chaque groupe de trois de ces bases détermine un acide aminé. L'ordre et la proportion des acides aminés qui entrent dans une protéine déterminée sont régis par ces triplets de base ou codons.

ALBUMINOIDES :

Nom par lequel on désignait anciennement les protides et les protéines.

ACIDES-AMINÉS :

Molécules relativement simples capables de traverser la paroi intestinale et les membranes cellulaires. Reliés les uns aux autres, ils forment les protéines.

ARNs TRANSPORTEURS :

Acide qui reconnaît le triplet de base de l'ARN messager qui codifie un acide-aminé déterminé.

ATP :

Molécule de haute énergie nécessaire dans tous les processus biochimiques où se réalise un travail, par exemple, transport actif à travers les membranes cellulaires, ou les biosynthèses. Ces molécules forment des complexes avec les ions du magnésium.

CARENCE :

Manque de quelque aliment. Si la carence n'est pas très grave on l'appelle déficience.

COLLAGÈNE :

Protéine très abondante dans notre corps. Elle entre dans la composition des cartilages, des tendons, des tissus qui unissent nos organes les uns avec les autres. Lui seul constitue plus d'un tiers de l'ensemble des protéines de notre corps.

DIÈTE :

Régime spécial d'alimentation que l'on impose à une personne pour corriger un déséquilibre fonctionnel ou une maladie. Au sens plus large, aliments que prend une personne.

ENZYME (un ou une) :

(synonyme : une diastase, un ferment) Substance organique produite par des cellules vivantes qui agit comme catalyseur dans les changements chimiques.

GRAISSES NON SATURÉES :

Celles où abondent les acides gras avec deux liaisons. Elles sont en général liquides : huiles.

Les acides gras saturés sont en général solides à la température ordinaire et coïncident en gros avec les graisses d'origine animale. Mais les huiles de palme, de coco et le beurre de cacao sont aussi saturées. Les acides gras saturés peuvent former des dépôts dans les vaisseaux sanguins.

LES PROTÉINES :

Molécules organiques qui libèrent par hydrolyse des acides aminés naturels.

LES PROTIDES :

Terme général pour désigner les acides aminés naturels et les corps libérant par hydrolyse les acides aminés (peptides, protéines).

RIBOSOMES :

Endroit du cytoplasme cellulaire où se forment le protéines à condition qu'il y ait une certaine concentration de magnésium.

APPENDICE

Teneur moyenne des aliments principaux en protéines, vitamine C et magnésium

Aliments	Teneur par 100 g		
	Protéines g	Vitamine C mg	Magnésium mg
Céréales et dérivés			
Biscottes	9,9	–	29
Farine de blé	12	+	41
Flocons d'avoine	14	–	80
Levure de bière	48	+	230
Pain (blanc)	8,2	–	25
Pâtes	12,5	–	27
Riz	7	+	30
Légumes			
Artichaut	2,4	9	130
Asperge	1,7	16	20
Aubergine	1,2	5	26
Carotte	1,1	6	17
Champignon	3	5	14
Céleri	1,1	7	27
Chou	1	36	20
Choucroute	1,5	20	*
Chou-fleur	2	43	7
Choux de Bruxelles	4	84	22
Concombre	+	1	8
Endive	1	9	13
Epinard	2	37	58
Escarole	1	7	13

\+ des traces * inconnue

Aliments	Teneur par 100 g		
	Protéines	Vitamine C	Magnésium
	g	mg	mg
Haricot vert	2	18	26
Laitue	1	7	11
Oignon	1	8	9
Petit pois	3	10	33
Piment	1	107	12
Poireau	1	17	20
Pomme de terre	2,1	20	15
Pommes frites	4	21	43
Radis	1	22	12
Rhubarbe	+	8	24
Tomate	1,1	23	25
Légumes secs			
Farine de soja	43	–	286
Haricots secs	21	2	132
Lentilles	24	–	66
Pois	23	1	125
Pois chiches	20	4	143
Soja	37	+	247
Fruits			
Abricot	1	9	9
Ananas cru	0,4	20	17
Banane	1	8	36
Cerise	1	9	15
Citron	0,7	43	28
Fraise	1	62	15
Framboise	1,3	25	30
Groseille	1,1	36	13
Melon d'eau	0,6	10	3

+ des traces

Aliments	Teneur par 100 g		
	Protéines	Vitamine C	Magnésium
	g	mg	mg
Myrtille	0,7	18	2
Orange	1	50	14
Pamplemousse	0,6	41	21
Pêche	1	10	9
Poire	0,3	5	8
Pomme	0,6	11	6
Prune	1	5	10
Raisin		4	9
Fruits secs			
Abricot sec	5	12	50
Cacao en poudre	24	–	500
Datte sèche	2	2	50
Figue sèche	3,9	–	70
Pruneau sec	2,3	4	31
Raisin sec	2	1	36
Fruits à graines			
Amande	18	1	252
Arachide	26	–	171
Châtaigne	3,4	6	42
Noix	15	15	135
Noisette	14	3	99
Pistache	19	*	160
Sucres			
Chocolat au lait	8	+	40
Chocolat noir	4,4	–	150
Confiture	0,6	2	10
Miel	0,3	1	3

+ des traces * inconnue

Aliments	Teneur par 100 g Protéines g	 Vitamine C mg	 Magnésium mg
Nougat	5	1	65
Pâte d'amandes	6,7	+	60
Sucre	–	–	+
Produits laitiers			
Beurre	0,7	–	3
Camembert	19	+	29
Crème épaisse	2,2	1	10
Emmental	27,4	+	55
Lait de vache	3,2	2	14,5
Lait de vache écrémé	4	2	14,5
Lait condensé sucré	7	4	27
Lait en poudre écrémé	35	2	111
Yogourt	4,8	2	12
Œufs			
Œufs entiers	12,8	+	14
Œufs blanc	10,9	+	11
Œufs jaune	16,1	+	16
Viandes et charcuterie			
Bœuf	15	–	23
Cheval	21	–	23
Jambon salé	16	–	20
Jambon cuit	19	–	15
Langue cuite	12	–	26
Mouton	13	–	23
Porc	19	–	20
Saucisson	17	–	15
Veau	16	–	23

+ des traces

Aliments	Teneur par 100 g		
	Protéines	Vitamine C	Magnésium
	g	mg	mg
Volaille			
Canard	18	7	23
Dinde	19,2	*	27
Oie	15,7	*	30
Poulet	15	2	25
Gibier			
Cerf	20,6	*	26,4
Chevreuil	21,4	*	29
Lapin	20,4	–	22
Lièvre	18,7	–	25
Poissons			
Aiglefin	10	–	24
Anguille	9	1	16
Cabillaud	17	2	28
Carpe	10	+	15
Carrelet	17	–	24
Crevettes	18	+	105
Flétan	10	+	15
Huîtres	9	+	40
Maquereau	19	–	25
Perche	9	1	29
Sardines (boîte)	24	+	41
Thon (boîte)	24	+	25
Truite	10	–	27

+ des traces * inconnue

A propos de l'auteure

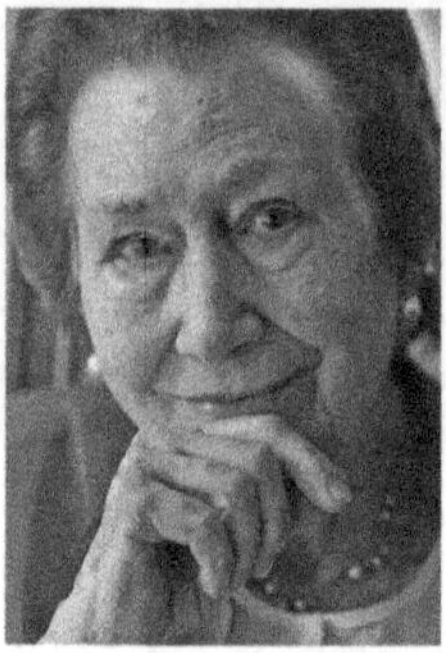

Ana Maria Lajusticia Bergasa est née en 1924 à Bilbao (Espagne). Elle est chimiste et nutritionniste.

Après des études de chimie à l'Universidad Complutense à Madrid, elle a exercé une activité dans le domaine de l'agriculture et s'est occupé d'alimentation animale, tout en publiant dans des revues spécialisées. Depuis plus de 40 ans elle se consacre à la nutrition d'un point de vue biochimique se basant également sur la biologie moléculaire. A cet égard elle a participé à de nombreux congrès internationaux.

Pendant quelques années elle se consacra à l'étude de la diététique ainsi qu'à l'application des plantes médicinales en médecine. En raison de son arthrose personnelle grave, elle se mit à étudier de très près l'efficacité du magnésium. Elle réussit à vaincre quasiment sa maladie, diagnostiquée comme incurable par les médecins, en prenant du magnésium. Elle se spécialisa alors dans l'étude des effets des carences dues à la nutrition.

Ses travaux sont très concluants. Elle est une experte reconnue en matière d'alimentation ; elle donne des cours et anime des séminaires sur tout ce qui concerne la nutrition. Dans les médias de son pays elle est une invitée très convoitée lorsqu'il s'agit d'alimentation.

Ana Maria Lajusticia Bergasa est l'auteure de nombreux ouvrages concernant la santé, dont « L'étonnante efficacité du Magnésium » édité également chez Ennsthaler.

Informations complémentaires sur l'auteure :
www.elblogdeanamarialajusticia.com
www.anamarialajusticia.com